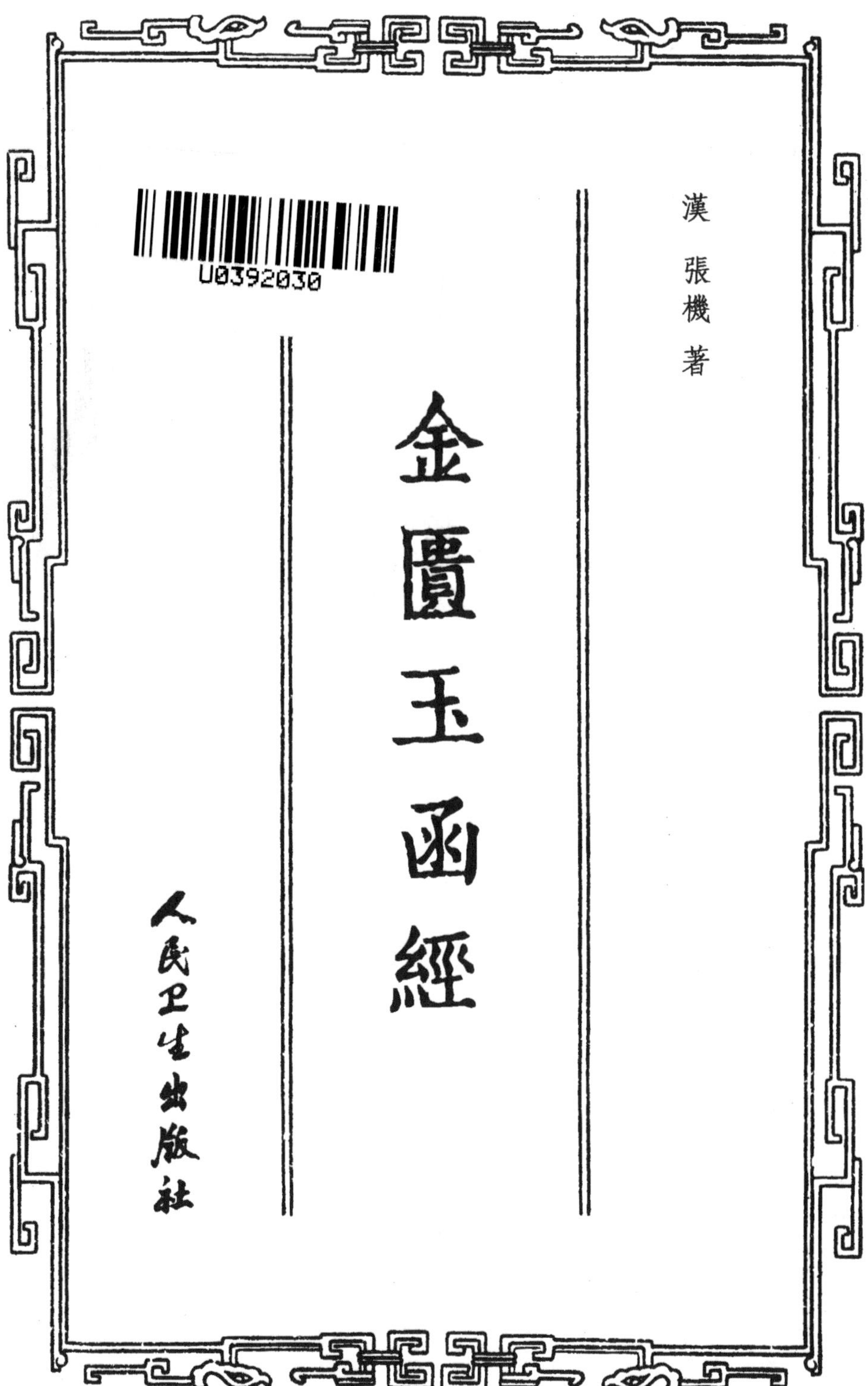

漢 張機 著

金匱玉函經

人民卫生出版社

图书在版编目（CIP）数据

金匮玉函经/(汉)张机著.—影印本.—北京：
人民卫生出版社,2015
(中医经典影印丛书)
ISBN 978-7-117-20461-3

Ⅰ.①金…　Ⅱ.①张…　Ⅲ.①《金匮要略方论》
Ⅳ.①R222.32

中国版本图书馆 CIP 数据核字(2015)第 052646 号

金匮玉函经
（影印本）

著　　者：（汉）张机
出版发行：人民卫生出版社（中继线 010-59780011）
地　　址：北京市朝阳区潘家园南里 19 号
邮　　编：100021
E - mail：pmph @ pmph.com
购书热线：010-59787592　010-59787584　010-65264830
印　　刷：北京虎彩文化传播有限公司
经　　销：新华书店
开　　本：710×1000　1/16　　印张：26.25
字　　数：495 千字
版　　次：2015 年 7 月第 1 版　2023 年11月第 1 版第 7 次印刷
标准书号：ISBN 978-7-117-20461-3/R · 20462
定　　价：59.00 元
打击盗版举报电话：010-59787491　E-mail：WQ @ pmph.com
（凡属印装质量问题请与本社市场营销中心联系退换）

何義門先生鑒定

漢仲景張先生著

金匱玉函經真本

本衙藏板

何義門先生鑒定

金匱玉函經真本

漢仲景張先生著

本衙藏板

重刻張仲景金匱玉函經序

金匱玉函經八卷漢張仲景論著晉王叔和所撰次也其標題蓋亦後人所加取珍秘之意仲景當漢季年篤好方術以拯天横其用心仁矣故自素難本草湯液諸書咸抉根得髓其為傷寒雜病論實為萬世羣方之祖自叔和尊尚以後年歲久遠錯亂放失者屢矣宋治平初命諸臣校定其

目有三曰傷寒論金匱方論一名金匱玉函要畧以及此經是也雖未必盡復仲景本書之舊然一家之學粗完余幼讀二論精微簡要務令上口以通思索徧求是經獨不可得後檢鄱陽馬氏經籍考雖列其目而所引晁序則實金匱玉函要畧也則此經葢自元時而不行于世矣歲壬辰義門何内翰以予粗習張書句讀手抄宋本見授拜受

卒業喜忘寢食惜其訛脱者多甚或不能以句既無他本可校乃博考衆籍以相證佐補亡滅誤十得八九稿凡數易而始可讀則掩卷而歎曰是可報命于内翰矣内翰嘗以古明醫多以醫案示人見愛過實囑刻其平生醫藥病状之驗者予瞿然不敢當語云三折肱為良醫予雖老是然處方設劑吾斯未信因念是經世久未見而

内翰既得禁方不自秘匿雖古人尤難之開以傳後其弘濟豈但一師之説哉夫岐黄之書經也仲景之經律也臨證療疾引經案律十不失一二論所述畧具矣是書則兼綜两者而整齊形證附類方藥各有門部次第不可淆亂則知經又論之自出尤醫門之金科玉條也八卷之中上順天和以療人患非通三才之道而得往聖之

心者不能觀者苟能潛心玩索而知其所以則因病發藥應如桴鼓順之則能起死畔之則立殺人先儒以孫思邈尚為粗曉其旨得其書者未可謂不過與傷寒論及要畧相出入而鹵莽治之也不揆淺陋願與同志者熟讀而精思之

旹

康熙丙申陽月上海陳世傑書

陳世傑印

懷三

重刻金匱玉函經序

吾宗懷三先生自幼學儒以多病廢遂篤嗜方書壯年由上海流寓吳門坐臥一閣近十年所手不釋卷帙精通諸禁方然未嘗以醫自夸所治輒效益務實不近名名久大震性高亮疎豁無軟熟態兩遊京師貴人爭迎之皆翩然謝歸出入里中乘壞肩輿有謁必往切脉診病其可藥與否常直言以對不爲挾要欺倖富貴人或

爲藥所誤垂死乃相招或投藥有起勢遽以庸醫間之先生葢厭苦常謾語來者曰吾不能醫富貴人也儒門單戶有急相告卽毒熱嚴凍隨早晚必赴愈不計其所酬薄厚其學長于仲景嘗謂綱要精微實軒岐之繼別而自晋唐以還名家撰論悉衍其緒故讀傷寒論及要略不但誦數悉能心知其意惟恨未見金匱玉函經市中見杜光庭所撰書標題恰同喜極購歸旣啟

乃知非是于是求之盍亟義門何先生知先生最深得宋抄本授之窮日夜校閲卽有脱誤以他書是正歷三四寒温而後可句尋考本序爲宋舘閣秘本元明以來相沿以要畧爲此經雖丹溪之精通安道之淹貫蕃皆未見先生于是刻而傳之間嘗語余黄岐之經義深以遠仲景之書理切而要不深其書而求以通經如討源而末有楫也然年久散失晦蝕于諸家之說多

矣故吾讀是書自成無已外注凡七十有二家皆庋而不觀懼文多而益眛其經爾今吾刻是幸其久未見不爲注所庬學者潛心刻意庶幾得之雖然其間條緒同于傷寒論者幾什之七懼或者之又畧而弗觀不知發凡起例仲景别有精義存焉讀論與畧者不可闕也余曰經籍之顯晦存乎其人仲景憫宗人之彫喪拯後世之夭横其利溥矣是經不絕如綫而今章之其

用心旣與古啓契來者難誣其實而傳之決也
則仲景一家之書自此大昭矣丙申長至後長
洲弟汝楫書

漢書藝文志載成帝之世詔李柱國技方技劉氏七略有醫經七家二百一十六卷經方十一家二百七十四卷其存扵今獨黄帝内經而已素問難經本草之屬皆見扵鄭荀經簿王阮志録要之㝡爲古書比于六經繼出者東漢張仲景傷寒論西晉王叔和撰次玉函經二書寔相表裏詳病處方具有條理各詣其極乃方技中之論

語孟子書不淂其門者末由語扵生生也隨書經籍志與唐宋藝文志卷目時有不同然行扵世者猶出宋治平間三館挍定可以據信吾友陳先生懷三研精覃思扵張王二書有年所矣遇疾危急羣疑共却必予全濟扵是同術驚詫目為神奇不知惟能敷復古賢方劑視證所宜不肯妄行匈臆以人之寄命為戲劉龠以書考之一

一可覆也先生深閔其道之晦昧務思援古正今謂傷寒論世多有而金匱玉函經幾無傳乃從藏書家訪求善本与篋中本再三勘校重開以通流之蓋仁人之用心也博與憂其禁而戒勿洩者殊絕矣昔東垣李明之著傷寒會要書遺山元裕之為之作序余無遺山之文辭而此書為醫學之論語孟子其已試之效亦不假予言而

始張特重先生之用心可與進於孔孟之道也輙書其後盖先生本儒者云

康熙丁酉正月義門何焯

校正金匱玉函經疏

金匱玉函經與傷寒論同體而別名欲人互相檢閱而爲表裏以防後世之亡逸其濟人之心不已深乎細考前後乃王叔和撰次之書緣仲景有金匱録故以金匱玉函名取寶而藏之之義也王叔和西晉人爲太醫令雖博好經方其學專于仲景是以獨出於諸家之右仲景之書及今八百餘年不墜于地者皆其力也但此經

自晉以來傳之既久方證訛謬辨論不倫歷代名醫雖學之皆不得彷彿惟孫思邈麤曉其旨亦不能修正之況其下者乎 國家詔儒臣校正醫書 臣 等先校定傷寒論次校成此經其文理或有與傷寒論不同者然其意義皆通聖賢之法不敢臆斷故並兩存之凡八卷依次舊目總二十九篇一百一十五方恭惟

主上大明撫運視民如傷廣頒其書爲天下生

生之具，直欲躋斯民於壽域者矣。治平三年正月十八日，太子右贊善大夫臣高保衡、尚書員外郎臣孫奇、尚書司封郎中秘閣校理臣林億等謹上

金匱玉函經目錄

卷六

金匱玉函經目錄終

金匱玉函經卷第一

漢仲景張機著　上海陳世傑懷三重校

晉王叔和撰次　門人張邵煥有文叅

宋林億等校正　平江余謙牧心恭重校

門人張　嵩峻天閱

證治總例

夫二儀之內。惟人最靈。稟天地精英之氣。故與天地相參。天一生水。剛柔漸形。是以人之始生。

先成其精。腦髓既足。筋骨斯成。皮堅毛長。神舍於心。頭圓法天。足方象地。兩目應日月。九竅應九州。四肢應四時。十二節應十二月。五藏應五音。六府應六律。手十指應十干。足十指莖垂應十二支。三百六十節以應一歲。天有風雨。人有喜怒。天有雷電。人有音聲。天有陰陽。人有男女。月有大小。人有虛實。萬物皆備。乃名爲人。服食五味。以養其生。味有所偏。藏有所勝。氣增而久。

疾病乃成。諸經藏中。金木水火土。自相尅賊。地水火風。復加相乘。水行滅火。土救其母。迭爲勝負。藏氣不精。此爲害道。不知經脉。妄治諸經。使氣血錯亂。正氣受刑。陰陽不和。十死一生。經云地水火風。合和成人。凡人火氣不調。舉身蒸熱。風氣不調。全身强直。諸毛孔閉塞。水氣不調。身體浮腫。脹滿喘麤。土氣不調。四肢不舉。言無音聲。火去則身冷。風止則氣絶。水竭則無血。土敗則身裂。愚醫不思脉道。反治其病。使藏中金木水火土。互相攻尅。如火熾然。重加以油。不可不慎。又使經脉者如流水迅急。能斷其源者。此爲上也。

凡四氣合德。四神安和。人一氣不調。百一病生。四神動作。四百四病。同時俱起。其有一百一病。不治自愈。一百一病。須治而愈。一百一病。難治難愈。一百一病。眞死不治。

問曰人隨土地。得合陰陽。稟食五穀。隨時相將。冬得溫室。夏遂清涼。消沴調寒暑。四季不遭傷。恐懼畏無時。忽然致不祥。肺魄不能靜。肝魂欲飛揚。心神失所養。脾腎亦乖方。六府彷徨亂。何以致安康。非鍼藥不定。盡自究精詳。答曰肝虛則目䀮。其魂自飛揚。肺衰則氣上。其魄自掩藏。心虛則不定。諸藏受迍殃。脾腎虛衰至。內結作癰瘡。六府病蝟集。諸脈失經常。及時加鍼藥。勿使及淪亡。

古者上醫相色。中醫聽聲。下醫診脉。診候之法。固是不易。又云問而知之。別病深淺。命曰巧焉。上醫相色知病者。色脉與身形不得相失。黑乘赤者死。赤乘青者生之類。中醫聽聲知病者。聲合五音。火聞水聲。煩悶驚悸。木得金聲。恐畏相刑。脾者土也。生育萬物。回助四傍。善者不見。惡則歸之。太過則四肢不舉。不及則九竅不通。六識閉塞。猶如醉人。四季運轉。終而復始。下醫診脉知病者。源流移轉。四時逆順。相害相生。審知藏府之微。此爲妙也。

夫診法。常以平旦。陰氣未動。陽氣未散。飲食未進。經脉未盛。絡脉調勻。氣血未亂。精取其脉。知其逆順。必察四難而明告之。然愚醫不能如斯。逆四難而生亂階者。此爲誤也。

肝病治肺。心病折腎。其次取俞募。不令流轉藏府。見肝之病。當瀉肺金補肝木。木子火爲父報仇。故火尅金。子病以母補之。母病以子瀉之。蓋云王者不受其邪。而爲邪傳。以得姦賊之侵病。及於一藏之中。五賊相害。於彼前路。當先斷之一藏。不可再傷。精神不中數勞。次取俞募。其令五邪氣當散去之。

凡婦人之病。比之男子。十倍難治。攷諸經言。病本一體。所以難治者。婦人衆陰所集。常與濕居。

十五以上。陰氣浮溢。百想經心。內傷五藏。外損姿容。月水去留。前後交互。瘀血停凝。中路斷絕。其中傷墮。不可具論。生熟二藏。虚實交錯。惡血內漏。氣脉損竭。或飲食無度。損傷非一。或胎瘡未愈。而合陰陽。或出行風來便利穴厠之上。風從下入。便成十二痼疾。男子病者。衆陽所歸。常居于燥。陽氣游動。强力施泄。便成勞損。損傷之病。亦衆多矣。食草者力。食穀者智。食肉者勇。以金治金。眞得其眞。以人治人。眞得入神。

凡欲和湯合藥灸刺之法。宜應精思。必通十二經脉。三百六十孔穴。營衛氣行。知病所在。宜治之法。不可不通。湯散丸藥。鍼灸膏摩。一如其法。然愚醫不通十二經脉。不知四時之經。或用湯藥倒錯。鍼灸失度。順方治病。更增他疾。惟致滅亡。故張仲景曰、哀哉烝民。枉死者半。可謂世無良醫。爲其解釋。

吾常見愚人疾病。有三不治。重財輕命一不治。服食不節二不治。信邪賊藥三不治。若主候常存。形色未病。未入腠理。鍼藥及時。服將調節。委以良醫。病無不愈。咸共思之。又自非究明醫術。素識明堂流注者。則身中榮俞。尚不能知其所在。安能用鍼藥以治疾哉。今列次第。以示後賢。使得傳之萬世。

張仲景曰、若欲治疾。當先以湯洗滌五藏六府。

開通經脉。理導陰陽。破散邪氣。潤澤枯槁。悅人皮膚。益人氣血。水能淨萬物。故用湯也。若四肢病久風冷發動。次當用散。散能逐邪風濕痺。表裏移走。居無常處者。散當平之。次當用丸。丸能逐沉冷。破積聚。消諸堅癥。進飮食。調營衛。能參合而行之者。可謂上工。醫者。意也。聖道非不妙。愚醫不能尋聖意之要妙。怨嗟藥石不治者。此爲謬也。非聖人之過也。又能尋膏煎摩之者。亦古之例也。虛則補之。實則瀉之。寒則散之。熱則去之。不虛不實。以經取之。虛者十補。勿一瀉之。實者瀉之。虛實等者。瀉勿太泄。膏煎摩之。勿使復也。若虛者重瀉眞氣絕。實者補之重其疾。大熱之氣。寒以取之。盛熱之氣。以寒發之。又不須汗下而與汗下之者。此爲逆也。仲景曰、不須汗而強與汗之者。奪其津液。令人枯竭而死。又須汗而不與汗之者。使諸毛孔閉塞。令人悶絕而死。又不須下而强與下之者。令人開腸洞泄。便溺不禁而死。又須下而不與下之者。令人心內懊憹。脹滿煩亂。浮腫而死。又不須灸而强與灸之者。令人火邪入腹。干錯五藏。重加其煩而死。又須灸而不與灸之者。使冷結重氷。久而彌固。氣上衝心。無地消散。病篤而死。又須珍貴之藥。非貧家野居所能立辦。由是怨嗟以爲藥石無驗者。此弗之思也。

問曰：凡和合湯藥。治諸草石蟲獸。用水升合。消減之法則云何。答曰：凡草木有根莖枝葉皮毛花實。諸石有軟鞕消走。諸蟲有毛羽甲角頭尾骨足之屬。有須燒煉炮炙。生熟有定。一如後法。順方是福。逆之者殃。又或須皮去肉。或去皮須肉。或須根去莖。又須花須實。依方揀採。治削極令淨潔。然後升合秤兩。勿令叅差。藥有相生相殺。相惡相反。相畏相得。氣力有强有弱。有君臣相理。佐使相持。若不廣通諸經。焉知草木好惡。或醫自以意加減。更不依方分配。使諸草石。强弱相欺。勝負不順。入人腹内。不能治病。自相鬭爭。使人逆亂。力勝刀劍。若調和得宜。雖未去病。猶得利安五藏。令病無至增劇。若合治湯藥。當取井花水。極令潔淨。升斗勿令多少。煑之調和。一如其法。若合蜜丸。當須看第七卷。令童子杵之。極令細熟。杵數千百下。可至千萬。過多益佳。

依經文和合調匀。當以四時王相日造合。則所求皆得。穰災滅惡。病者得瘥。死者更生。表鍼內藥。與之令服。可謂千金之藥。內消無價之病。

夫用鍼刺者。先明其孔穴。補虛瀉實。送堅付濡。以急隨緩。營衛常行。勿失其理。行其鍼者。不亂乎心。口如銜索。目欲內視。消息氣血。不得妄行。鍼入一分。知天地之氣。鍼入二分。知呼吸之氣。鍼入三分。知逆順之氣。鍼皮毛者。勿傷血脉。鍼血脉者。勿傷肌肉。鍼肌肉者。勿傷筋膜。鍼筋膜者。勿傷骨髓。經曰、東方甲乙木。主人筋膜魂。南方丙丁火。主人血脉神。西方庚辛金。主人皮毛魄。北方壬癸水。主人骨髓志。中央戊巳土。主人肌肉智。鍼傷筋膜者。令人愕視失魂。鍼傷血脉者。令人煩亂失神。鍼傷皮毛者。令人上氣失魄。鍼傷骨髓者。令人呻吟失志。鍼傷肌肉者。令人四肢不舉失智。鍼能殺生人。亦能起死人。

凡用鍼之法。補瀉爲先。呼吸應江漢。補瀉應星斗。經緯有法則。陰陽不相干。震爲陽氣始。兌爲陰氣終。坎爲太玄華。坤爲太陰精。欲補從卯南。欲瀉從酉北。鍼入因日明。鍼出隨月光。夫治陰陽風邪。身熱脉大者。以鋒鍼刺之。治諸邪風鬼疰痛處少氣。以毛鍼去之。凡用鋒鍼者。除疾速也。先補五呼。刺入五分。留入十呼。刺入一寸。留二十呼。隨師而將息之。刺急者。深內而久留之。

刺緩者。淺內而疾發鍼。刺大者。微出其血。刺滑者。淺內而久留之。刺濇者。必得其脉。隨其逆順久留之。疾出之。壓穴勿出其血。刺諸小弱者。勿用大鍼。然氣不足。宜調以甘藥。餘三鍼者。止中破癰堅痛結息肉也。非治人疾也。

夫用灸之法。頭身腹背肩臂手足偃仰側其上中諸部。皆是陰陽榮衛經絡俞募孔穴。各有所主。相病正形。隨五藏之脉。當取四時相害之脉。

如浮沉滑澁。與灸之人。身有大小長短。骨節豐狹。不可以情取之。宜各以其部分尺寸量之。乃必得其正。諸度孔穴。取病人手大拇指第一節。横度爲一寸。四指爲一部。亦言一夫。又以文理縫縱會言者。亦宜審詳。

凡點灸法。皆取平正身體。不得傾側寬縱縮狹也。若坐點則坐灸之。卧點則卧灸之。立點則立灸之。反此者。不得其穴。

凡諸言壯數者。皆以中平論也。若其人丁壯。病重者可復一倍。其人老弱。病微者可復減半。然灸數可至二三百也。可復倍加火治之。不然則氣不下沉。雖焦而病不愈。又新生小兒。滿一朞以還者。不過一七止。其壯數多少。隨病大小也。凡灸須合陰陽九部諸府。各有孔穴。而有多少。故頭背爲陽部。參陰而少。臂脚爲陽部。亦參陰而少。胸爲陰部。參陽而少。腹爲陰部。亦參陽而少。此爲陰陽營衛經脉事也。行壯多少在數。人病隨陰陽而灼灸之。若不知孔穴。勿妄灸之。使病增重。又人體腰以上爲上部。腰以下爲下部。外爲陽部。内爲陰部。營衛藏府周流。名曰經絡。是故丈夫四十以上氣在腰。婦人四十以上氣在乳。以丈夫先衰于下。婦人先衰于上。灸之生熟。亦宜撙節之。法當隨病遷轉。大法外氣務生。内氣務熟。其餘隨宜耳。頭者身之元首。人神之所注。氣血精明。三百六十五絡。皆歸于頭。頭者諸陽之會也。故頭病必宜審之灸其穴。不得亂灸。過多傷神。或陽精玄精陰魄再卒。是以灸頭止得滿百。背者是體之橫梁。五藏之繫着。太陽之會合。陰陽動發。冷熱成病。灸大過熟。大害人也。臂脚手足者。人之枝榦。其神繫於五藏六府。隨血脉出。能遠近採物。臨深履薄。養於諸經。其地狹淺。故灸宜少。過多則內神不得入。精神閉塞。否滯不仁。即手臂不舉。故四肢之灸。不宜太熱也。然腹藏之內。性貪五味。無厭成疾。風寒固結。水穀不消。灸當宜熟。若大杼脊中腎俞膀胱八窌。可至二百壯。心主手足太陰。可至六七十壯。三里、太谿、太衝、陰陽二泉上下二廉。可至百壯。腹上上管、下管太倉關元。可至一百壯。若病重者。三復之乃愈耳。若治諸沉結寒冷。必灸之宜熟。量病輕重而攻治之。表鍼內藥。隨宜用之。

消息將之。與天同心。百年永安。終無橫殀。此要畧說之。非賢勿傳。請秘而用之。今以察色診脉。辨病救疾。可行合宜之法。并方藥共成八卷。號爲金匱玉函經。其篇目次第。列于卷首。

金匱玉函經卷第一 終

金匱玉函經卷第二

辨痓湮暍第一

太陽病。痓湮暍三種。宜應別論。以爲與傷寒相似。故此見之。

太陽病。發熱無汗。而反惡寒。是爲剛痓。

太陽病。發熱汗出。而不惡寒。是爲柔痓。

太陽病。發熱。其脉沉細。是爲痓。

太陽病。發其汗。因致痓。

病者。身熱足寒。頭項强惡寒。時頭熱面赤。目脉赤。獨頭動搖。卒口噤。背反張者。爲痓。

脊强者。五痓之總名。其證卒口噤。背反張而瘛瘲。諸藥不已。可灸身柱大椎陶道。

太陽病。無汗。而小便反少氣上衝胸。口噤不得語。欲作剛痓。葛根湯主之

剛痓爲病。胸滿口噤。臥不著席。脚攣急。其人必齘齒。可與大承氣湯。

痓病。發其汗已。其脉浛浛如蛇暴。腹脹大者爲欲解。脉如故。反復弦者。必痓。

痓脉來按之築築而弦。直上下行。

痓家其脉伏堅。直上下。

夫風病。下之則痓。復發其汗。必拘急。

太陽病。其症備。身體强。几几然脉沉遲。此爲痓。括樓桂枝湯主之

痓病有灸瘡難療

瘡家。雖身疼痛。不可發其汗。汗出則痓。

太陽病。而關節疼煩。其脉沉緩。爲中溼。

病者一身盡疼煩。日晡卽劇。此爲風溼。汗出當風所致也。

溼家之爲病。一身盡疼。發熱。而身色似熏黃也。

溼家之爲病。其人但頭汗出而背強。欲得被覆向火。若下之蚤則噦。或胷滿。小便不利。舌上如胎。此爲丹田有熱。胸上有寒。渴欲飲而不能飲。

則口燥煩也。

溼家下之。額上汗出。微喘。小便利者死。若下利不止者。亦死。

問曰病風溼相搏。身體疼痛。法當汗出而解。值天陰雨溜不止。師云此可發汗。汗之而其病不愈者。何故。答曰發其汗。汗大出者。但風氣去。溼氣仍在。是故不愈。若治風溼者發其汗。微微似欲出汗者。則風溼俱去也。

病身上疼痛。發熱面黄而喘。頭痛鼻塞而煩。其脉大。自能飲食。腹中和無病。病在頭中寒溼。故鼻塞。内藥鼻中。卽愈。

溼家身煩疼。可與麻黄湯加术四兩。發其汗爲宜。愼不可以火攻之。

風溼脉浮。身汗出。惡風者。防已湯主之。

太陽中熱暍是也。其人汗出。惡寒。身熱而渇也。白虎湯主之。

太陽中暍。身熱疼重。而脉微弱。此以夏月傷冷水。水行膚中所致也。瓜蒂湯主之。

太陽中暍。發熱惡寒。身重而疼痛。其脉弦細芤遲。小便已。灑灑然毛聳。手足逆冷。小有勞。身卽熱。口開。前板齒燥。若發其汗。惡寒則甚。加溫鍼。發熱益甚。數下之。則淋甚。

辨脉第二

問曰。脉有陰陽。何謂也。答曰。脉大爲陽。浮爲陽。

數爲陽。動爲陽。滑爲陽。沉爲陰。澁爲陰。弱爲陰。弦爲陰。微爲陰。陰病見陽脉者生。陽病見陰脉者死。

問曰脉有陽結陰結者。何以別之。答曰其脉自浮而數。能食不大便。名曰陽結。期十七日當劇。其脉自沉而遲。不能食。身體重。大便反堅。名曰陰結。期十四日當劇。

問曰病有灑淅惡寒。而復發熱者。何也。答曰陰脉不足。陽往從之。陽脉不足。陰往乘之。何謂陽不足。答曰假令寸口脉微。爲陽不足。陰氣上入陽中。則灑淅惡寒。何謂陰不足。答曰尺脉弱爲陰不足。陽氣下陷入陰中。則發熱。

陽脉浮。陰脉弱者。則血虚。血虚則筋急。

其脉沉者。營氣微也。其脉浮。而汗出如流珠者。衛氣衰也。營氣微。加燒鍼。血留不行。更發熱而燥煩也。

脉藹藹如車蓋者。名曰陽結也。

脉纍纍如循長竿者。名曰陰結也。

脉聶聶如吹榆莢者。名曰散也。

脉瞥瞥如羹上肥者。陽氣脱也。

脉縈縈如蜘蛛絲者。陽氣衰也。

脉綿綿如瀉漆之絶者。亡其血也。

脉來緩時一止復來。名曰結。脉來數時一止復來。名曰促。脉陽盛則促。陰盛則結。此皆病脉。

陰陽相搏。名曰動。陽動則汗出。陰動則發熱。形冷惡寒者。此三焦傷也。若數脉見于關上。上下無頭尾。如豆大。厥厥動搖者。名曰動也。

陽脉浮大而濡。陰脉浮大而濡。陰與陽同等者。名曰緩也。

脉浮而緊者。名曰弦也。弦者狀如弓弦。按之不移也。脉緊者。如轉索無常也。

脉弦而大。弦即爲減。大即爲芤。減即爲寒。芤即爲虚。寒虚相搏。脉卽爲革。婦人卽半產漏下。男子卽亡血失精。

問曰病有戰而汗出自得解者。何也。答曰其脉浮而緊。按之反芤。此爲本虚。故當戰而汗出也。其人本虚。是以發戰。以脉浮。故當汗出而解。若脉浮而數。按之不芤。此本不虚。若欲自解。但汗出耳。卽不發戰也。

問曰病有不戰而汗出解者。何也。答曰其脉大而浮數。故不戰汗出而解也。

問曰病有不戰。復不汗而解者。何也。答曰其脉自微。此以曾發汗。若吐。若下。若亡血。內無津液。陰陽自和。必自愈。故不戰不汗而解也。

問曰傷寒三日。其脉浮數而微。病人身自凉和者。何也。答曰此爲欲解也。解以夜半。脉浮而解者。濈然汗出也。脉數而解者。必能食也。脉微而解者。必大汗出也。

問曰：脉病欲知愈未愈，何以別之。答曰：寸口關上尺中三處，大小浮沉遲數同等，雖有寒熱不解者，此脉陰陽爲和平，雖劇當愈。

師曰：立夏得洪大脉，是其本位。其人病身體苦疼重者，須發其汗。若明日身不疼不重者，不須發汗。若汗濈濈然自出者，明日便解矣。何以言之。立夏脉洪大，一本作浮大是其時脉，故使然也。四時倣此。

問曰凡病欲知何時得。何時愈。答曰假令夜半得病者。日中愈。日中得病者。夜半愈。何以言之。日中得病夜半愈者。以陽得陰則解也。夜半得病日中愈者。以陰得陽則解也。

夫寸口脉浮在表。沉在裏。數在府。遲在藏。假令脉遲。此爲在藏。

趺陽脉浮而濇。少陰脉如經。其病在脾。法當下利。何以知之。脉浮而大者。氣實血虚也。今趺陽脉浮而澁。故知脾氣不足。胃氣虚也。以少陰脉弦而浮。纔見此爲調脉。故稱如經。而反滑數者。故知當溺膿也。

寸口脉浮而緊。浮卽爲風。緊卽爲寒。風卽傷衛。寒卽傷營。營衛俱病。骨節煩疼。當發其汗也。

趺陽脉遲而緩。胃氣如經也。趺陽脉浮而數。浮則傷胃。數則動脾。此非本病。醫特下之所爲也。營衛內陷。其數先微。脉反但浮。其人必大便堅。

氣噫而除。何以言之。脾脉本緩。今數脉動脾。其數先微。故知脾氣不治。大便堅氣噫而除。今脉反浮。其數改微。邪氣獨留。心中則饑。邪熱不殺穀。潮熱發渴。數脉當遲緩。脉因前後度數如法。病者則饑。數脉不時。則生惡瘡也。

師曰病人脉微而澁者。此爲醫所病也。大發其汗。又數大下之。其人亡血。病當惡寒。而發熱無休止。時夏月盛熱。而欲着複衣。冬月盛寒。而欲裸其體。所以然者。陽微卽惡寒。陰弱卽發熱。醫發其汗。使陽氣微。又大下之。令陰氣弱。五月之時。陽氣在表。胃中虛冷。內以陽微不能勝冷。故欲着複衣。十一月之時。陽氣在裏。胃中煩熱。內以陰弱不能勝熱。故欲裸其體。又陰脉遲濇。故知亡血也。

脉浮而大。心下反堅。有熱。屬藏者。攻之。不令發汗。屬府者。不令溲數。溲數則便堅。汗多則熱愈。

汗少卽便難。脉遲尚未可攻。

趺陽脉數微濇。少陰反堅。微卽下逆。濇卽躁煩。少陰堅者。便卽爲難。汗出在頭。穀氣爲下。便難者令微溏。不令汗出。甚者遂不得便。煩逆鼻鳴。上竭下虛。不得復還。

脉浮而洪。軀汗如油。喘而不休。水漿不下。形體不仁。乍靜乍亂。此爲命絕。未知何藏先受其災。若汗出髮潤。喘而不休。此爲肺絕。陽反獨留。形體如烟熏。直視搖頭。此爲心絕。脣吻反青。四肢漐習。此爲肝絕。環口黧黑。柔汗發黃。此爲脾絕。溲便遺失。狂語。目反直視。此爲腎絕。又未知何藏陰陽先絕。若陽氣先絕。陰氣後竭。其人死。身色必青。肉必冷。陰氣先絕。陽氣後竭。其人死。身色必赤。腋下溫。心下熱也。

寸口脉浮大。醫反下之。此爲大逆。浮即無血。大即爲寒。寒氣相搏。即爲腸鳴。醫乃不知。而反飲之水。令汗大出。水得寒氣。冷必相搏。其人卽䭇。

趺陽脉浮。浮卽爲虛。浮虛相搏。故令氣䭇。言胃氣虛竭也。脉滑則爲噦。此爲醫咎。責虛取實。守空迫血。脉浮鼻口燥者。必衄。

諸脉浮數。當發熱。而灑淅惡寒。若有痛處。食飲如常者。畜積有膿也。

脉浮而遲。面熱赤而戰惕者。六七日當汗出而解。反發熱者差遲。遲爲無陽。不能作汗。其身必癢也。

脉虛者。不可吐下發汗。其面反有熱色爲欲解。不能汗出。其身必癢。

寸口脉。陰陽俱緊。法當清邪中上。濁邪中下。清邪中上。名曰潔。濁邪中下。名曰渾。陰中于邪。必內慄。表氣微虛。裏氣失守。故使邪中於陰也。陽中於邪。必發熱。頭痛項強。腰痛脛痠。所謂陽中霧露之氣。故曰清邪中上。濁邪中下。陰氣爲慄。

足膝逆冷。溲便妄出。表氣微虛。裏氣微急。三焦相溷。內外不通。若上焦怫鬱。藏氣相熏。口爛食齗。若中焦不治。胃氣上衝。脾氣不轉。胃中爲濁。營衛不通。血凝不流。衛氣前通。小便赤黃。與熱相搏。因熱作使。游于經絡。出入藏府。熱氣所過。卽爲癰膿。陰氣前通。陽氣厥微。陰無所使。客氣內入。嚏而出之。聲嗢咽塞。寒厥相追。爲熱所擁。血凝自下。狀如豚肝。陰陽俱厥。脾氣孤弱。五液注下。若下焦不闔。清便下重。令便數難。臍築湫痛。命將難全。

脉陰陽俱緊。口中氣出。唇口乾燥。踡卧足冷。鼻中涕出。舌上胎滑。勿妄治也。到七日以來。其人微發熱。手足温。此爲欲解。或到八日以上。反大發熱。此爲難治。設惡寒者。必欲嘔。腹痛者。必欲利也。

脉陰陽俱緊。至於吐利。其脉獨不解。緊去人安。

此爲欲解。若脉遲。至六七日不欲食。此爲晚發。水停故也。爲未解。食自可者。爲欲解。

病六七日。手足三部脉皆至。大煩口噤不能言。其人躁擾。此爲欲解。若脉和。其人大煩。目重瞼內際黃。亦爲欲解。

脉浮而數。浮卽爲風。數卽爲虛。風卽發熱。虛卽惡寒。風虛相搏。則灑淅惡寒而發熱也。

趺陽脉浮而微。浮卽爲虛。微卽汗出。

脉浮而滑。浮即爲陽。滑即爲實。陽實相搏。其脉數疾。衛氣失度。浮滑之脉數疾。發熱汗出者。此爲不治。

脉散。其人形損。傷寒而欬。上氣者死。

脉微而弱。微即爲寒。弱即發熱。當骨節疼痛煩而極出汗。

寸口脉濡而弱。濡即惡寒。弱即發熱。濡弱相搏。藏氣衰微。胷中苦煩。此非結熱。而反刼之。居水漬布冷銚貼之。陽氣遂微。諸府無所依。陰脉凝聚。結在心下。而不肯移。胃中虛冷。水穀不化。小便縱通。復不能多。微則可救。聚寒在心下。當奈何。

辨太陽病形證治上第三

夫病有發熱而惡寒者。發於陽也。不熱而惡寒者。發於陰也。發于陽者七日愈。發于陰者六日愈。以陽數七。陰數六故也。

太陽之爲病。頭項强痛而惡寒。

太陽病。其脉浮。

太陽病。發熱汗出而惡風。其脉緩。爲中風。

太陽中風。發熱而惡寒。

太陽病。或已發熱。或未發熱。必惡寒。體痛嘔逆。其脉陰陽俱緊。爲傷寒。

傷寒一日。太陽脉弱。至四日。太陰脉大。

傷寒一日。太陽受之。脉若靜者。爲不傳。頗欲吐。

躁煩脉數急者。乃爲傳。

傷寒。其二陽證不見。此爲不傳。

傷寒、三日。陽明脉大者。爲欲傳。

傷寒、三日。少陽脉小者。爲欲已。

太陽病。發熱而渴。不惡寒。爲温病。若發汗已。身體灼熱者。爲風温。風温之爲病。脉陰陽俱浮。汗出體重。多眠。鼻息必鼾。語聲難出。若下之。小便不利。直視失溲。若被火。微發黃。劇則如驚癇時掣。縱發作。復以火熏之。一逆尚引日。再逆促命期。

太陽病。三四日不吐下。見芤乃汗之。

太陽病頭痛。至七日有當愈者。其經竟故也。若欲作再經者。當鍼足陽明。使經不傳。則愈。

太陽病欲解時。從巳盡未。

風家表解。而不了了者。十二日愈。

夫病身大熱。反欲得衣者。寒在骨髓。熱在皮膚。

身大寒。反不欲近衣者。熱在骨髓。寒在皮膚也。

太陽中風。陽浮而陰濡弱。陽浮者熱自發。濡弱者汗自出。嗇嗇惡寒。淅淅惡風。翕翕發熱。鼻鳴乾嘔。桂枝湯主之。

太陽病。發熱汗出。此爲營弱衛强。故使汗出。欲解邪風。桂枝湯主之。

太陽病。頭痛發熱。汗出惡風。桂枝湯主之。

太陽病。項背强几几。而反汗出惡風。桂枝湯主之。論云桂枝加葛根湯主之。

太陽病，下之，其氣上衝者，可與桂枝湯。不衝者，不可與之。

太陽病三日，已發汗，若吐若下若溫鍼而不解，此爲壞病，桂枝不復中與也。觀其脉證，知犯何逆，隨證而治之。

桂枝湯，本爲解肌。其人脉浮緊，發熱無汗，不可與也。常須識此，勿令誤也。

酒客不可與桂枝湯。得之則嘔。酒客不喜甘故
也。
喘家作。桂枝湯加厚朴杏仁佳。
服桂枝湯吐者。其後必吐膿血。
太陽病。發其汗。遂漏而不止。其人惡風。小便難。
四肢微急。難以屈伸。桂枝加附子湯主之。
太陽病。下之。其脉促。胸滿。桂枝去芍藥湯主之。
若微惡寒者。桂枝去芍藥加附子湯主之。

太陽病。得之八九日。如瘧狀。發熱而惡寒。熱多而寒少。其人不嘔。清便自調。日二三發。脉微緩者爲欲愈。脉微而惡寒。此陰陽俱虚。不可復吐下發汗也。面反有熱色者。爲未欲解。以其不能得小汗出。身必當癢。桂枝麻黄各半湯主之。

太陽病。初服桂枝湯。反煩不解者。當先刺風池風府。却與桂枝湯卽愈。

服桂枝湯大汗出。若脉但洪大。與桂枝湯。若其形如瘧。一日再發汗出便解。宜桂枝二麻黃一湯。

服桂枝湯。大汗出後。大煩渴不解。若脉洪大者。白虎加人參湯主之。

太陽病。發熱而惡寒。熱多寒少。脉微弱者。此無陽也。不可復發其汗。宜桂枝二越婢一湯。

服桂枝湯。或下之。仍頭項强痛。翕翕發熱。無汗。心下滿而微痛。小便不利者。桂枝去桂加茯苓白术湯主之。

傷寒脉浮。自汗。小便數。頗微惡寒。論曰心煩微惡寒。兩脚攣急。反與桂枝湯。欲攻其表。得之便厥。咽乾煩躁吐逆。當作甘草乾薑湯。以復其陽。厥愈足温。更作芍藥甘草湯與之。其脚卽伸。若胃氣不和。讝語。少與調胃承氣湯。若重發汗。復加燒鍼者。四逆湯主之。

問曰證象陽旦。按法治之而增劇。厥逆。咽中乾。

兩脛拘急而譫語。師言夜半手足當温。兩脚當伸。後如師言。何以知之。答曰寸口脉浮而大。浮卽爲風。大卽爲虛。風則生微熱。虛則兩脛攣。其形象桂枝。因加附子於其間。增桂令汗出。附子温經。亡陽故也。厥逆咽中乾。煩躁。陽明內結譫語煩亂。更飲甘草乾薑湯。夜半陽氣還。兩足當熱。脛尚微拘急。與芍藥甘草湯。爾乃脛伸。與承氣湯微溏。止其譫語。故知其病可愈。

太陽病。項背強几几。無汗惡風者。葛根湯主之。

太陽與陽明合病。必自利。葛根湯主之。不下利但嘔者。葛根加半夏湯主之。

太陽病。桂枝證。醫反下之。遂利不止。其脉促。表未解。喘而汗出。葛根黃連黃芩湯主之。

太陽病。頭痛發熱。身體疼。腰痛。骨節疼痛。惡風無汗而喘。麻黃湯主之。

太陽與陽明合病。喘而胸滿者。不可下。宜麻黃湯主之。

病十日已去。其脉浮細。嗜臥。此爲外解。設胸滿脅痛。與小柴胡湯。脉浮者。與麻黄湯。

太陽中風。脉浮緊。發熱惡寒。身體疼痛。不汗出。而煩躁頭痛。大青龍湯主之。若脉微弱。汗出惡風不可服。服則厥。筋惕肉瞤。此爲逆也。

傷寒脉浮緩。其身不疼。但重乍有輕時。無少陰證者。可與大青龍湯發之。

傷寒表不解。心下有水氣。欬而發熱。或渴或利或噎。或小便不利。小腹滿。或微喘。小青龍湯主之。

傷寒心下有水氣。欬而微喘。發熱不渴。服湯已。而渴者。此爲寒去欲解。小青龍湯主之。

太陽病。外證未解。其脉浮弱。當以汗解。宜桂枝湯主之。

太陽病。下之微喘者。表未解故也。桂枝加厚朴杏仁湯主之。

太陽病。外證未解者。不可下。下之爲逆。解外者。宜桂枝湯主之。

太陽病。先發汗不解。而下之。其脉浮不愈。浮爲在外。而反下之。故令不愈。今脉浮。故知在外。當解其外則愈。宜桂枝湯。

太陽病。脉浮緊。無汗而發熱。其身疼痛。八九日不解。其表候仍在。此當發其汗。服藥已微除。其人發煩目瞑。劇者必衄。衄乃解。所以然者。陽氣重故也。麻黄湯主之。

太陽病。脉浮緊。發熱。其身無汗。自衄者愈。

二陽併病。太陽初得病時。發其汗。汗先出不徹。因轉屬陽明。續自微汗出。不惡寒。若太陽病證不罷。不可下。下之爲逆。如此者可小發其汗。設面色緣緣正赤者。陽氣怫鬱不得越。當解之熏之。當汗而不汗。其人躁煩。不知痛處。乍在腹中。

乍在四肢。按之不可得。其人短氣。但坐以汗出不徹故也。更發其汗卽愈。何以知汗出不徹。以脉澁故知之。

脉浮數。法當汗出而愈。若下之。身體重心悸者。不可發汗。當自汗出而解。所以然者。尺中脉微。此裏虛。須表裏實。津液自和。卽自汗出愈。

脉浮而緊。法當身疼頭痛。宜以汗解之。假令尺中脉遲者。不可發其汗。何以故。此爲營氣不足。

血氣微少故也。

脉浮者。病在表。可發汗。宜麻黄湯。一云桂枝湯。

脉浮而數者。可發汗。宜麻黄湯。

病常自汗出者。此爲營氣和。衛氣不和故也。營行脉中。爲陰主內。衛行脉外。爲陽主外。復發其汗。衛和則愈。宜桂枝湯。

病人藏無他病。時發熱自汗出而不愈。此衛氣不和也。先其時發汗卽愈。宜桂枝湯。

傷寒。脉浮緊。不發汗。因致衄者。宜麻黄湯。
傷寒。不大便。六七日。頭痛有熱。未可與承氣湯。其小便反清。此爲不在裏而在表也。當發其汗。頭痛者必衄。宜桂枝湯。
傷寒。發汗已。解半日許。復煩。其脉浮數。可與復發汗。宜桂枝湯。
凡病若發汗。若吐。若下。若亡血無津液。而陰陽自和者。必自愈。

大下後。發汗。其人小便不利。此亡津液。勿治之。其小便利。必自愈。

下之後。發其汗。必振寒。脉微細。所以然者。内外俱虚故也。

下之後。復發其汗。晝日煩躁不得眠。夜而安靜。不嘔不渴。而無表證。脉沉微。身無大熱者。乾薑附子湯主之。

發汗後。身體疼痛。其脉沉遲。桂枝加芍藥生薑人參湯主之。

發汗後。不可更行桂枝湯。汗出而喘。無大熱者。可與麻黃杏子甘草石膏湯。

發汗過多。其人叉手自冐心。心下悸。欲得按者。桂枝甘草湯主之。

發汗後。其人臍下悸者。欲作賁豚。茯苓桂枝甘草大棗湯主之。

發汗後。腹脹滿。厚朴生薑甘草半夏人參湯主之。

傷寒。若吐若下若發汗後。心下逆滿。氣上衝胸。起卽頭眩。其脉沉緊。發汗卽動經。身爲振振摇。茯苓桂枝白术甘草湯主之。

發其汗不解。而反惡寒者。虚故也。芍藥甘草附子湯主之。不惡寒但熱者實也。當和胃氣。宜小承氣湯。

發汗。若下。病仍不解。煩躁。茯苓四逆湯主之。

太陽病。發汗後。大汗出。胃中乾。煩躁不得眠。其人欲引水。當稍飲之。令胃中和則愈。若脉浮。小便不利。微熱消渴者。與五苓散主之。

發汗後。脉浮而數。煩渴者。五苓散主之。

傷寒。汗出而渴者。五苓散主之。不渴者。茯苓甘草湯主之。

中風發熱。六七日不解而煩。有表裏證。渴欲飲水。水入卽吐。此爲水逆。五苓散主之。

未持脉時。病人叉手自冒心。師因教試令欬。而不卽欬者。此必兩耳聾無聞也。所以然者。以重發其汗。虛故也。

發汗後。飲水多者必喘。以水灌之亦喘。

發汗後。水藥不得入口爲逆。

發汗吐下後。虛煩不得眠。劇者反覆顛倒。心中懊憹。梔子豉湯主之。若少氣。梔子甘草豉湯主之。若嘔。梔子生薑豉湯主之。

發汗。若下之。煩熱胸中窒者。梔子豉湯主之。

傷寒。五六日。大下之後。身熱不去。心中結痛。此爲未解。梔子豉湯主之。

傷寒。下後。煩而腹滿。臥起不安。梔子厚朴湯主之。

傷寒。醫以圓藥大下之。身熱不去。微煩。梔子乾薑湯主之。

凡用梔子湯證。其人微溏者。不可與服之。

太陽病。發其汗而不解。其人仍發熱。心下悸。頭眩身瞤而動。振振欲擗地者。真武湯主之。

咽喉乾燥者。不可發其汗。

淋家不可發汗。發其汗必便血。

瘡家雖身疼痛。不可攻其表。汗出則痓。

衄家不可攻其表。汗出必額上促急而緊。直視不能眴。不得眠。

亡血家不可攻其表。汗出則寒慄而振。

汗家重發其汗。必恍惚心亂。小便已。陰疼。與禹餘糧圓。

病人有寒。復發其汗。胃中冷。必吐蚘。

本發汗。而復下之。爲逆。先發汗者。治不爲逆。本先下之。而反汗之。爲逆。先下之者。治不爲逆。

傷寒。醫下之。續得下利清穀不止。身體疼痛。急當救裏。後身疼痛。清便自調。急當救表。救裏宜四逆湯。救表宜桂枝湯。

病發熱頭痛。脉反沉。若不瘥。身體更疼痛。當救其裏。宜四逆湯。

太陽病。先下之而不愈。因復發其汗。表裏俱虚。其人因致冒。冒家當汗出自愈。所以然者。汗出表和故也。裏未和。然後復下之。

太陽病未解。脉陰陽俱停。必先振汗而解。但陽微者先汗之而解。陰微者先下之而解。汗之宜桂枝湯。下之宜承氣湯。

血弱氣盡。腠理開。邪氣因入。與正氣相搏。結於脇下。正邪分爭。往來寒熱。休作有時。嘿嘿不欲食飲。藏府相連。其痛必下。邪高痛下。故使嘔也。小柴胡湯主之。

服柴胡湯已。渴者。此爲屬陽明。以法治之。

得病六七日。脉遲浮弱。惡風寒。手足溫。醫二三下之。不能食。其人脇下滿痛。面目及身黄。頸項强。小便難。與柴胡湯後。必下重。本渴飲水而嘔。

柴胡湯不復中與也。食穀者噦。

中風五六日。傷寒。往來寒熱。胸脇苦滿。嘿嘿不欲飲食。心煩喜嘔。或胷中煩而不嘔。或渴。或腹中痛。或脅下痞堅。或心中悸。小便不利。或不渴。外有微熱。或欬。小柴胡湯主之。

傷寒。四五日。身熱惡風。頸項强。脅下滿。手足温而渴。小柴胡湯主之。

傷寒。陽脉濇。陰脉弦。法當腹中急痛。先與小建中湯。不差。卽與小柴胡湯主之。

傷寒中風。有小柴胡證。但見一證便是。不必悉具。

凡柴胡湯證。而下之。柴胡證不罷者。復與柴胡湯。必蒸蒸而振。却發熱汗出而解。

傷寒。二三日。心中悸而煩。小建中湯主之。

太陽病。過經十餘日。及二三下之。後四五日柴胡證仍在。先與小柴胡湯。嘔止小安。其人鬱鬱微煩者。爲未解。與大柴胡湯下之愈。

傷寒。十三日不解。胸脇滿而嘔。日晡發潮熱而微利。此本柴胡證。下之不得利。今反利者。知醫以圓藥下之。非其治也。潮熱者實也。先再服小柴胡湯解其外。後以柴胡加芒硝湯主之。

傷寒十三日。過經而譫語。內有熱也。當以湯下之。小便利者。大便當堅。而反下利。其脉調和者。知醫以圓藥下之。非其治也。自利者。其脉當微厥。今反和者。此爲內實也。調胃承氣湯主之。

太陽病不解。熱結膀胱。其人如狂。血自下。下者卽愈。其外不解。尚未可攻。當先解其外。外解小腹急結者。乃可攻之。宜桃核承氣湯。

傷寒八九日。下之。胸滿煩驚。小便不利。讝語。一身盡重。不可轉側。柴胡加龍骨牡蠣湯主之。

傷寒。腹滿而讝語。寸口脉浮而緊者。此爲肝乘脾。名曰縱。當刺期門。

傷寒發熱。嗇嗇惡寒。其人大渴。欲飲酢漿者其腹必滿而自汗出。小便利。其病欲解。此爲肝乘肺。名曰橫。當刺期門。

太陽病二日。而反燒瓦熨其背。而大汗出。火熱入胃。胃中水竭。躁煩。必當讝語。十餘日。振而反汗出者。此爲欲解也。其汗從腰以下不得汗。欲小便不得。反嘔。欲失溲。足下惡風。大便堅者。小便當數。而反不數。及不多。大便已。頭卓然而痛。

其人足心必熱。穀氣下流故也。

太陽中風。以火刼發其汗。邪風被火熱。血氣流溢。失其常度。兩陽相熏灼。其身發黃。陽盛即欲衄。陰虛小便難。陰陽俱虛竭。身體則枯燥。但頭汗出。劑頸而還。腹滿微喘。口乾咽爛。或不大便。久則讝語。甚者至噦。手足躁擾。尋衣摸牀。小便利者。其人可治。

傷寒脉浮。醫以火廹刼之。亡陽。驚狂臥起不安。

桂枝去芍藥加蜀漆牡蠣龍骨救逆湯主之。

傷寒。其脉不弦緊而弱者。必渴。被火必讝語。弱者發熱。脉浮。解之。當汗出愈。

太陽病。以火熏之。不得汗者。其人必燥。到經不解。必清血。名火邪。即圊

脉浮熱盛。而灸之。此爲實。實以虛治。因火而動。咽燥。必吐血。

微數之脉。慎不可灸。因火爲邪。則爲煩逆。追虛

逐實。血散脉中。火氣雖微。內攻有力。焦骨傷筋。
血難復也。
脉浮。當以汗解。而反灸之。邪無從出。因火而盛。
病從腰以下必重而痺。此爲火逆。
欲自解者。必當先煩。乃有汗。隨汗而解。何以知
之。脉浮故知汗出而解。
燒鍼令其汗。鍼處被寒。核起而赤者。必發賁豚。
氣從少腹上衝心者。灸其核上各一壯。與桂枝

加桂湯。

火逆。下之。因燒鍼煩躁者。桂枝甘草龍骨牡蠣湯主之。

太陽傷寒加温鍼必驚。

太陽病。當惡寒而發熱。今自汗出。反不惡寒而發熱。關上脉細而數。此醫吐之故也。一日二日吐之者。腹中饑。口不能食。三日四日吐之者。不喜糜粥。欲食冷食。朝食夕吐。以醫吐之所致也。

此爲小逆。

太陽病，吐之，但太陽病當惡寒，今反不惡寒，不欲近衣，此爲吐之內煩也。

病人脉數，數爲熱，當消穀引食，而反吐者，以醫發其汗，陽氣微，膈氣虛，脉則爲數，數爲客熱，不能消穀，胃中虛冷，故吐也。

太陽病，過經十餘日，心下嗢嗢欲吐，而又胸中痛，大便反溏，其腹微滿，鬱鬱微煩，先時自極吐下者。與調胃承氣湯。不爾者。不可與。反欲嘔。胸中痛。微溏。此非湯證。以嘔故知極吐下也。

太陽病。七八日。表證仍在。其脉微沉。反不結胸。其人發狂。此熱在下焦。少腹當堅而滿。小便自利者。下血乃愈。所以然者。太陽隨經瘀熱在裏故也。

太陽病。身黄。其脉沉結。少腹堅。小便不利。爲無血也。小便自利。其人如狂者。血證諦也。

傷寒有熱。而少腹滿。應小便不利。今反利者。爲有血也。當下之。不可餘藥。宜抵當圓。

太陽病。小便利者。爲多飲水。心下必悸。小便少者。必苦裏急也。

金匱玉函經卷第二終

金匱玉函經卷第三

辨太陽病形證治下第四

問曰、病有結胸。有藏結。其狀何如。答曰、按之痛。其脉寸口浮。關上自沉。爲結胷。

問曰、何謂藏結。答曰如結胸狀。飲食如故。時小便不利。陽脉浮。關上細。沉而緊。爲藏結。舌上白胎滑者。爲難治。

藏結者無陽證。不往來寒熱。一云寒而不熱。其人反靜。舌上胎滑者。不可攻也。

夫病發於陽。而反下之。熱入因作結胸。發于陰而反下之。因作痞。結胸者。下之早。故令結胸。

結胸者。其項亦强。如柔痙狀。下之即和。宜大陷胸圓。

結胸證。其脉浮大。不可下。下之即死。

結胸證悉具而躁者死。

太陽病。脉浮而動數。浮則爲風。數則爲熱。動則爲痛。數則爲虛。頭痛發熱。微盜汗出。而反惡寒者。其表未解也。醫反下之。動數變遲。頭痛則眩。胃中空虛。客氣動膈。短氣煩躁。心中懊憹。陽氣內陷。心下因堅。則爲結胸。大陷胸湯主之。若不結胸。但頭汗出。其餘無汗。劑頸而還。小便不利。身必發黃。

傷寒六七日。結胸熱實。其脈浮緊。心下痛。按之如石堅。大陷胸湯主之。

傷寒十餘日。熱結在裏。復往來寒熱。當與大柴胡湯。但結胸無大熱。此爲水結在胸脇。頭微汗出。大陷胸湯主之。

太陽病。重發其汗。而復下之。不大便五六日。舌上燥而渴。日晡小有潮熱。從心下至少腹堅滿而痛。不可近。大陷胸湯主之。

小結胸者。正在心下。按之卽痛。其脉浮滑。小陷胸湯主之。

太陽病。二三日不能臥。但欲起者。心下必結。其脉微弱者。此本寒也。而反下之。利止者必結胸。未止者。四五日復重下之。此挾熱利也。

太陽病。下之。其脉促。不結胸者。此爲欲解。其脉浮者。必結胸。其脉緊者。必咽痛。其脉弦者。必兩脅拘急。其脉細而數者。頭痛未止。其脉沉而緊者。必欲嘔。其脉沉而滑者。挾熱利。其脉浮而滑者。必下血。

病在陽。當以汗解。而反以水潠之。若灌之。其熱被劫不得去。益煩。皮上粟起。意欲飲水。反不渴。服文蛤散。若不差。與五苓散。若寒實結胸。無熱證者。與三物小白散。

太陽與少陽併病。頭項强痛。或眩。時如結胸。心下痞而堅。當刺大椎第一間。肺俞肝俞。慎不可發汗。發汗即讝語。讝語則脉弦。讝語五六日不止。當刺期門。

婦人中風。發熱惡寒。經水適來。得之七八日。熱除而脉遲。身凉。胸脅下滿。如結胸狀。其人譫語。此爲熱入血室。當刺期門。隨其虛實而取之。

婦人中風。七八日續得寒熱。發作有時。經水適斷者。此爲熱入血室。其血必結。故使如瘧狀發作有時。小柴胡湯主之。

婦人傷寒。發熱。經水適來。晝日明了。暮則譫語。如見鬼狀者。此爲熱入血室。無犯胃氣。及上二焦。必當自愈。

傷寒六七日。發熱微惡寒。肢節煩疼。微嘔。心下支結。外證未去者。柴胡桂枝湯主之。

傷寒五六日。已發汗。而復下之。胸脇滿。微結。小便不利。渴而不嘔。但頭汗出。往來寒熱。心煩。此爲未解也。柴胡桂枝乾姜湯主之。

傷寒五六日。頭汗出。微惡寒。手足冷。心下滿。口不欲食。大便堅。其脉細。此爲陽微結。必有表。復有裏。沉亦爲病在裏。汗出爲陽微。假令純陰結。不得有外證。悉入在于裏。此爲半在外半在裏。脉雖沉緊。不得爲少陰。所以然者。陰不得有汗。今頭汗出。故知非少陰也。可與小柴胡湯。設不了了者。得屎而解。

傷寒五六日。嘔而發熱。柴胡湯證具。而以他藥下之。柴胡證仍在者。復與柴胡湯。此雖以下之。不爲逆。必蒸蒸而振。却發熱汗出而解。若心下滿而堅痛者。此爲結胸。大陷胸湯主之。若但滿而不痛者。此爲痞。柴胡不復中與也。半夏瀉心湯主之。

太陽少陽併病。而反下之。結胸心下堅。利復不止。水漿不肯下。其人必心煩。

脉浮而緊。而反下之。緊反入裏。則作痞。按之自濡。但氣痞耳。

太陽中風。下利嘔逆。表解乃可攻之。其人漐漐汗出。發作有時。頭痛。心下痞堅。滿引脅下痛。嘔卽短氣。此爲表解裏未和。十棗湯主之。

太陽病。醫發其汗。遂發熱惡寒。復下之。則心下痞。表裏俱虚。陰陽氣併竭。無陽則陰獨。復加燒鍼。因胸煩。面色青黃。膚瞤。如此者爲難治。今色微黃。手足溫者。易愈。

心下痞。按之濡。其脉關上自浮。大黃黃連瀉心湯主之。

若心下痞。而復惡寒汗出者。附子瀉心湯主之。

本以下之故心下痞。與瀉心湯痞不解。其人渴而口燥煩。小便不利者。五苓散主之。一方云忍之一日乃愈。

傷寒汗出解之後。胃中不和。心下痞堅。乾噫食臭。脅下有水氣。腹中雷鳴而利。生姜瀉心湯主之。

傷寒中風。醫反下之。其人下利。日數十行。穀不化。腹中雷鳴。心下痞堅而滿。乾嘔而煩。不得安。醫見心下痞。謂病不盡。復下之。其痞益甚。此非結熱。但胃中虛。客氣上逆。故使之堅。甘草瀉心湯主之。

傷寒。服湯藥下利不止。心下痞堅。服瀉心湯已。復以他藥下之。利不止。醫以理中與之。利益甚。理中者理中焦。此利在下焦。赤石脂禹餘糧湯主之。若不止者。當利其小便。

傷寒吐下後。發汗虛煩。脉甚微。八九日。心下痞堅。脇下痛。氣上衝咽喉。眩冒。經脉動惕者。久而成痿。

傷寒汗出。若吐若下。解後。心下痞堅。噫氣不除者。旋覆代赭石湯主之。

太陽病。外證未除。而數下之。遂挾熱而利不止。心下痞堅。表裏不解者。桂枝人參湯主之。

大下以後。不可更行桂枝湯。若汗出而喘。無大熱者。可與麻黃杏仁甘草石膏湯。

傷寒大下後。復發其汗。心下痞。惡寒者。表未解也。不可攻痞。當先解表。表解乃可攻其痞。解表宜桂枝湯。攻痞宜大黃黃連瀉心湯。

傷寒發熱。汗出不解。心下痞堅。嘔吐下利者。大柴胡湯主之。

病如桂枝證。頭不痛。項不強。寸脉微浮。胸中痞堅。氣上衝咽喉不得息者。此爲胸有寒也。當吐之。宜瓜蒂散。

病者若脇下素有痞。連在臍傍。痛引少腹。入陰俠陰筋者。此爲藏結死。

傷寒。若吐若下後。七八日不解。熱結在裏。表裏俱熱。時時惡風。大渴。舌上乾燥而煩。欲飲水數升者。白虎加人參湯主之。

傷寒脉浮。發熱無汗。其表不解者。不可與白虎湯。渴欲飲水。無表證者。白虎湯主之。

凡用白虎湯。立夏後至立秋前得用之。立秋後不可服也。

春三月病常苦裏冷。白虎湯亦不可與。與之則嘔利而腹痛。

諸亡血虛家。亦不可與白虎湯。得之腹痛而利者。急當温之。

太陽與少陽併病。心下痞堅。頭項强而眩。當刺大椎第一間。肺俞肝俞。慎勿下之。

傷寒無大熱。口燥渴而煩。其背微惡寒者。白虎加人參湯主之。

太陽與少陽合病。自下利者。與黃芩湯。若嘔者。黃芩加半夏生薑湯主之。

傷寒。胸中有熱。胃中有邪氣。腹中痛。欲嘔吐。黃連湯主之。

傷寒八九日。風溼相搏。身體疼煩。不能自轉側。不嘔不渴。脉浮虛而澁者。桂枝附子湯主之。若其人大便堅。小便自利。术附子湯主之。

風溼相搏。骨節疼煩。掣痛不得屈伸。近之則痛劇。汗出短氣。小便不利。惡風不欲去衣。或身微腫。甘草附子湯主之。

傷寒脉浮滑。而表熱裏寒者。白通湯主之。舊云白通湯。一云白虎者恐非。舊云以下出叔和

傷寒脉結代。心中驚悸。炙甘草湯主之。

辨陽明病形證治第五

陽明之爲病。胃家實是也。

問曰、病有太陽陽明。有正陽陽明。有微陽陽明。何謂也。答曰、太陽陽明者。脾約。一作脾結是也。正陽陽明者。胃家實是也。微陽陽明者。發其汗。若利其小便。胃中燥。大便難是也。

問曰、何緣得陽明病。答曰、太陽病發其汗。若下之亡其津液。胃中乾燥。因轉屬陽明。不更衣。内實大便難者。爲陽明病也。

問曰陽明病外證云何。答曰身熱汗出。而不惡寒。但反惡熱也。

問曰病有得之一日。不惡熱而惡寒者云何。答曰然雖一日惡寒。自罷。卽汗出惡熱也。

問曰惡寒何故自罷。答曰陽明居中土也。萬物所歸。無所復傳。始雖惡寒。二日自止。此爲陽明病也。

本太陽初得病時。發其汗。汗先出不徹。因轉屬陽明也。

病發熱無汗。嘔不能食。而反汗出濈濈然。是爲轉屬陽明。

傷寒脉浮而緩。手足自溫。是爲繫在太陰。太陰身當發黃。若小便自利者。不能發黃。至七八日便堅。爲屬陽明。

傷寒轉繫陽明者。其人濈濈然微汗出也。

陽明中風。口苦咽乾。腹滿微喘。發熱惡寒。脉浮緊。若下之。則腹滿小便難也。

陽明病。能食爲中風。不能食爲中寒。

陽明病。中寒不能食。而小便不利。手足濈然汗出。此欲作堅瘕。必大便初堅後溏。所以然者。胃中冷。水穀不別故也。

陽明病。初欲食。食之小便反不數。大便自調。其人骨節疼。翕翕如有熱狀。奄然發狂。濈然汗出而解。此爲水不勝穀氣。與汗共併。脉緊即愈。

陽明病欲解時。從申盡戌。

陽明病。不能食。攻其熱必噦。所以然者。胃中虛冷故也。其人本虛。故攻其熱必噦。

陽明病脉遲。食難用飽。飽卽發煩。頭眩。必小便難。此欲作穀疸。雖下之。腹滿如故。所以然者。脉遲故也。

陽明病久久而堅者。陽明當多汗。而反無汗。其身如蟲行皮中之狀。此以久虛故也。

各陽明病。反無汗而但小便。二三日嘔而欬。手足若厥者。其人頭必痛。若不嘔不欬。手足不厥者。其頭不痛。

各陽明病。但頭眩。不惡寒。故能食而欬。其人咽必痛。若不欬者。其咽不痛。

陽明病。脉浮而緊。其熱必潮。發作有時。但浮者。必盜汗出。

陽明病。無汗。小便不利。心中懊憹者。必發黃。

陽明病。被火。額上微汗出。小便不利者。必發黃。

陽明病。口燥。但欲漱水。不欲嚥者。必衄。

陽明病。本自汗出。醫復重發汗。病已瘥。其人微煩。不了了者。此大便堅也。以亡精液胃中燥。故令其堅。當問其小便日幾行。若本日三四行。今日再行者。知必大便不久出。今爲小便數少。津液當還入胃中。故知必當大便也。

夫病陽多者熱。下之則堅。汗出多。極發其汗亦堅。

傷寒嘔多。雖有陽明證。不可攻之。

陽明病。心下堅滿。不可攻之。攻之遂利不止者死。止者愈。

陽明病。面合赤色。不可攻之。攻之必發熱色黃。小便不利也。

陽明病。不吐下而煩者。可與調胃承氣湯。

陽明病。其脉遲。雖汗出不惡寒者。其身必重。短氣腹滿而喘。有潮熱。如此者其外爲欲解。可攻其裏也。手足濈然汗出。此爲已堅。大承氣湯主之。若汗出多。微發熱惡寒者。外爲未解。其熱不潮。未可與承氣湯。若腹大滿不通者。可與小承氣湯。微和其胃氣。勿令至大下。

陽明病。潮熱。大便微堅者。可與大承氣湯。不堅者勿與之。若不大便六七日。恐有燥屎。欲知之法。可與小承氣湯。湯入腹中。轉矢氣者。爲有燥屎。乃可攻之。若不轉矢氣者。此但頭堅後溏。不可攻之。攻之必脹滿不能食也。欲飲水者。與水卽噦。其後發潮熱。必復堅而少也。以小承氣湯和之。若不轉矢氣者。愼不可攻也。

夫實則讝語。虛則鄭聲。鄭聲者。重語是也。

直視讝語。喘滿者死。若下利者亦死。

發汗多。重發其汗。若已下。復發其汗。亡其陽。讝語脉短者死。脉自和者不死。

傷寒。吐下後。不解。不大便五六日。上至十餘日。日晡時發潮熱。不惡寒。獨語如見鬼狀。若劇者。發則不識人。循衣撮空。怵惕不安。微喘直視。脉弦者生。澁者死。微者但發熱讝語者。大承氣湯主之。若一服利。止後服。

陽明病。其人多汗。以津液外出。胃中燥。大便必堅。堅則讝語。小承氣湯主之。一服讝語止。莫復服。

陽明病。譫語。發潮熱。其脉滑而疾者。小承氣湯主之。因與承氣湯一升。腹中轉矢氣者。復與一升。若不轉矢氣。勿更與之。明日不大便。脉反微濇者。裏虚也。爲難治。不可更與承氣湯也。

陽明病。譫語。有潮熱。而反不能食者。必有燥屎五六枚也。若能食者但堅耳。大承氣湯主之。

陽明病。下血譫語者。此爲熱入血室。但頭汗出者。當刺期門。隨其實而瀉之。濈然汗出則愈。

汗出讝語者。以有燥屎在胃中。此爲風也。須下之。過經乃可下之。下之若早。語言必亂。以表虛裏實故也。下之則愈。宜大承氣湯。

傷寒四五日。脉沉而喘滿。沉爲在裏。而反發其汗。津液越出。大便爲難。表虛裏實。久則讝語。

三陽合病。腹滿身重。難以轉側。口不仁而面垢。讝語遺溺。發汗則讝語甚。下之則額上生汗。手足厥冷。若自汗出者。白虎湯主之。

二陽併病。太陽證罷。但發潮熱。手足漐漐汗出。大便難而讝語者。下之即愈。宜大承氣湯。

陽明病。其脉浮緊。咽乾口苦。腹滿而喘。發熱汗出。不惡寒。反惡熱。身重。發其汗即躁。心憒憒反讝語。加溫鍼必怵惕煩躁。不得眠。下之。即胃中空虛。客氣動膈。心中懊憹。舌上胎者。梔子豉湯主之。若渴欲飲水。口乾舌燥者。白虎湯主之。若脉浮。發熱。渴欲飲水。小便不利者。豬苓湯主之。

陽明病。汗出多而渴者。不可與豬苓湯。以汗多胃中燥。豬苓湯復利其小便故也。

脉浮而遲。表熱裏寒。下利清穀者。四逆湯主之。

若胃中虛冷。其人不能食。飲水即噦。

脉浮。發熱。口乾鼻燥。能食者即衄。

陽明病。下之。其外有熱。手足溫。不結胸。心中懊憹。饑不能食。但頭汗出。梔子豉湯主之。

陽明病。發潮熱。大便溏。小便自可。而胸脅滿不去者。小柴胡湯主之。

陽明病。脅下堅滿。不大便而嘔。舌上白胎者。可與小柴胡湯。上焦得通。津液得下。胃氣因和。身濈然汗出而解。

陽明中風。脉弦浮大。而短氣。腹都滿。脅下及心痛。久按之氣不通。鼻乾。不得汗。其人嗜臥。一身及面目悉黄。小便難。有潮熱。時時噦。耳前後腫。刺之小差。其外不解。病過十日。脉續浮者。與小柴胡湯。但浮無餘證者。與麻黃湯。不溺。腹滿。加喘者。不治。

陽明病。自汗出。若發其汗。小便自利。此爲津液內竭。雖堅不可攻之。當須自欲大便。宜蜜煎導而通之。若土瓜根。豬膽汁。皆可爲導。

陽明病。其脉遲。汗出多而微惡寒者。表爲未解。可發其汗。宜桂枝湯。

陽明病。脉浮。無汗。其人必喘。發其汗卽愈。宜麻黄湯主之。

陽明病。發熱而汗出。此爲熱越。不能發黄也。但頭汗出。身無汗。齊頸而還。小便不利。渴引水漿。此爲瘀熱在裏。身必發黄。茵蔯湯主之。

陽明證。其人喜忘者。必有畜血。所以然者。本有久瘀血。故令喜忘。屎雖堅。大便反易。其色必黑。抵當湯主之。

陽明病。下之心中懊憹而煩。胃中有燥屎者。可攻。其人腹微滿。頭堅後溏者。不可攻之。若有燥屎者。宜大承氣湯。

病者五六日不大便。繞臍痛。躁煩。發作有時。此爲有燥屎。故使不大便也。

病人煩熱。汗出卽解。復如瘧狀。日晡所發熱者。屬陽明也。脉實者。當下之。脉浮虛者。當發汗。下之宜大承氣湯。發汗宜桂枝湯。

大下後。六七日不大便。煩不解。腹滿痛者。此有燥屎。所以然者。本有宿食故也。大承氣湯主之。

病人小便不利。大便乍難乍易。時有微熱。喘冒不能臥者。有燥屎故也。大承氣湯主之。

食穀欲嘔者。屬陽明。吳茱萸湯主之。得湯反劇者。屬上焦。

太陽病。寸緩。關小浮。尺弱。其人發熱。汗出復惡寒。不嘔。但心下痞者。此以醫下之也。若不下。其人復不惡寒而渴者。爲轉屬陽明。小便數者。大便卽堅。不更衣十日無所苦也。渴欲飲水者。少少與之。但以法救之。渴者。宜五苓散。

脉陽微。而汗出少者。爲自和。汗出多者爲太過。陽脉實。因發其汗。出多者亦爲太過。太過者。陽絶於內。亡津液。大便因堅。

脉浮而芤。浮則爲陽。芤則爲陰。浮芤相搏。胃氣生熱。其陽則絶。

趺陽脉浮而濇。浮則胃氣強。濇則小便數。浮濇相搏。大便則堅。其脾爲約。麻子仁圓主之。

太陽病。三日。發其汗。不解。蒸蒸然發熱者。屬胃也。調胃承氣湯主之。

傷寒吐後。腹脹滿者。與調胃承氣湯。

太陽病。吐下發汗後。微煩。小便數。大便堅。可與小承氣湯和之愈。

得病二三日。脉弱。無太陽柴胡證。煩躁。心下堅。至四五日。雖能食。以小承氣湯。少少與。微和之令小安。至六日。與承氣湯一升。若不大便。六七日。小便少者。雖不能食。但頭堅後溏。未定成堅。攻之必溏。須小便利。屎定堅。乃可攻之。宜大承氣湯。

傷寒六七日。目中不了了。睛不和。無表裏證。大便難。身微熱者。此爲實。急下之。宜大承氣湯。

陽明病。發熱汗多者。急下之。宜大承氣湯。

發汗不解。腹滿痛者。急下之。宜大承氣湯。

腹滿不減。減不足言。當下之。宜大承氣湯。

傷寒腹滿。按之不痛者爲虚。痛者爲實。當下之。舌黄未下者。下之黄自去。宜大承氣湯。

陽明與少陽合病。必下利。其脉不負者爲順。負者爲失。互相尅賊。名爲負。若滑而數者。有宿食也。當下之。宜大承氣湯。

病人無表裏證。發熱七八日。脉雖浮數者。可下之。假令下已。脉數不解。合熱則消穀善饑。至六七日。不大便者。有瘀血。宜抵當湯。若脉數不解。而下不止。必挾熱便膿血。

傷寒七八日。身黄如橘子色。小便不利。少腹微滿。茵蔯蒿湯主之。

傷寒。身黄。發熱。梔子蘗皮湯主之。

傷寒。瘀熱在裏。身必發黄。宜麻黄連軺赤小豆湯主之。

傷寒。發其汗已。身目爲黄。所以然者。以寒溼相搏在裏。不解故也。以爲非瘀熱而不可下。當于寒溼中求之。

辨少陽病形證治第六

少陽之爲病。口苦咽乾目眩也。

少陽中風。兩耳無聞。目赤。胸中滿而煩。不可吐下。吐下卽悸而驚。

傷寒。脉弦細。頭痛發熱者。屬少陽。少陽不可發汗。發汗則讝語。此屬胃。胃和卽愈。胃不和則煩而悸。

太陽病不解。轉入少陽者。脅下堅滿。乾嘔。不能食飲。往來寒熱。尚未吐下。其脉沉緊。與小柴胡湯。若已吐、下發汗溫鍼。譫語。柴胡證罷。此爲壞病。知犯何逆。以法治之。

三陽合病。脉浮大。上關上。但欲寐。目合則汗。

傷寒六七日。無大熱。其人躁煩。此爲陽去入陰也。

傷寒三日。三陽爲盡。三陰當受邪。其人反能食而不嘔。此爲三陰不受邪也。

少陽病欲解時。從寅盡辰。

金匱玉函經卷第三　終

金匱玉函經卷第四

辨太陰病形證治第七

太陰之爲病。腹滿而吐。食不下。自利益甚。時腹自痛。若下之。必胸下痞堅。

太陰病。脉浮者。可發其汗。宜桂枝湯。

太陰中風。四肢煩疼。陽微陰澁而長者。爲欲愈。

太陰病欲解時。從亥盡丑。

自利不渴者屬太陰。以其藏有寒故也。當溫之。

宜四逆輩。

傷寒，脉浮而緩。手足自溫者。繫在太陰。太陰當發身黃。若小便自利者。不能發黃。至七八日。雖暴煩。下利日十餘行。必自止。所以然者。此脾家實。腐穢當去也。

太陽病。醫反下之。因爾腹滿時痛者。屬太陰也。桂枝加芍藥湯主之。大實痛者。桂枝加大黃湯主之。

太陰爲病。脉弱。其人續自便利。設當行大黄芍藥者。宜減之。其人胃氣弱易動故也。下利先煎芍藥三沸

辨少陰病形證治第八

少陰之爲病。脉微細。但欲寐。

少陰病。欲吐不吐。心煩。但欲寐。五六日自利而渴者。屬少陰也。虚故引水自救。若其人小便色白者。爲少陰病形悉具。所以然者。以下焦虚有寒。不能制溲。故白也。

病人脉陰陽俱緊。而反汗出。爲亡陽。此屬少陰。法當咽痛。而復吐利。

少陰病。欬而下利。讝語者。被火氣刼故也。小便必難。爲强責少陰汗也。

少陰病。脉細沉數。病爲在裏。不可發其汗。

少陰病。脉微。不可發汗。亡陽故也。陽已虚。尺中弱濇者。復不可下之。

少陰病。脉緊。至七八日自下利。其脉暴微。手足反溫。脉緊去。此爲欲解。雖煩下利。必自愈。

少陰病下利。若利自止。惡寒而踡。手足温者。可治。

少陰病。惡寒而踡。時自煩。欲去衣被者。可治。

少陰中風。脉陽微陰浮。爲欲愈。

少陰病。欲解時。從子盡寅。

少陰病。八九日。一身手足盡熱者。以熱在膀胱。必便血也。

少陰病。吐利。手足不逆冷。反發熱者。不死。脉不至者。灸少陰七壯。

少陰病。但厥。無汗。而强發之。必動其血。未知從何道出。或從口鼻。或從目出。是名下厥上竭。爲難治。

少陰病。惡寒。身踡而利。手足逆冷者。不治。

少陰病。下利止。而頭眩。時時自冐者。死。

少陰病。吐利。煩躁。四逆者。死。

少陰病。四逆。惡寒而身踡。脉不至。不煩而躁者死。

少陰病。六七日。息高者死。

少陰病。脉微細沉。但欲卧。汗出不煩。自欲吐。五六日自利。復煩躁不得卧寐者死。

少陰病。始得之反發熱。脉沉者。麻黄附子細辛湯主之。

少陰病。得之二三日。麻黄附子甘草湯微發汗。

以二三日無裏證。故微發汗。

少陰病。得之二三日已上。心中煩。不得臥。黃連阿膠湯主之。

少陰病。得之一二日。口中和。其背惡寒者。當灸之。附子湯主之。

少陰病。身體痛。手足寒。骨節痛。脉沉一作微者。附子湯主之。

少陰病。下利便膿血。桃花湯主之。

少陰病。二三日至四五日腹痛。小便不利。下利不止而便膿血。桃花湯主之。

少陰病。下利便膿血者。可刺。

少陰病。吐利。而手足逆冷。煩躁欲死者。吳茱萸湯主之。

少陰病。下利。咽痛。胸滿心煩。豬膚湯主之。

少陰病。二三日。咽痛者。可與甘草湯。不差者。與桔梗湯。

少陰病。咽中傷。生瘡。不能語言。聲不出者。苦酒湯主之。

少陰病。咽中痛。半夏散及湯主之。

少陰病。下利。白通湯主之。

少陰病。下利。脉微。服白通湯利不止。厥逆無脉。乾嘔煩者。白通加豬膽汁湯主之。服湯脉暴出者死。微續者生。

少陰病。二三日不已。至四五日腹痛。小便不利。

四肢沉重。疼痛而利。此爲有水氣。其人或欬。或小便自利。或下利。或嘔者。眞武湯主之。

少陰病。下利清穀。裏寒。外熱。手足厥逆。脉微欲絕。身反不惡寒。其人面赤色。或腹痛。或乾嘔。或咽痛。或利止而脉不出。通脉四逆湯主之。

少陰病。四逆。其人或欬。或悸。或小便不利。或腹中痛。或泄利下重者。四逆散主之。

少陰病。下利。六七日。欬而嘔渴。心煩不得眠者。

豬苓湯主之。

少陰病。得之二三日。口燥咽乾者。急下之。宜大承氣湯。

少陰病。下利清水。色純青。心下必痛。口乾燥者。急下之。宜大承氣湯。

少陰病。六七日。腹脹不大便者。急下之。宜大承氣湯。

少陰病。脉沉者。急温之。宜四逆湯。

少陰病。飲食入口卽吐。心下嗢嗢欲吐。復不能吐。始得之手足寒。脉弦遲者。此胸中實。不可下也。當吐之。若膈上有寒飲。乾嘔者。不可吐。急温之。宜四逆湯。

少陰病。下利。脉微澁。嘔而汗出。必數更衣。反少者。當温其上灸之。脉經云、灸厥陰五十壯

辨厥陰病形證治第九

厥陰之爲病。消渴。氣上撞心。心中疼熱。饑不欲

食。甚者食則吐蚘。下之不肯止。

厥陰中風。其脉微浮爲欲愈。不浮爲未愈。

厥陰病欲解時。從丑盡卯。

厥陰病。渴欲飲水者。少少與之卽愈。

辨厥利嘔噦病形證治第十

諸四逆厥者。不可下之。虛家亦然。

傷寒。先厥後發熱而利者。必自止。見厥復利。

傷寒。始發熱。六日厥反。九日而利。凡厥利者。當不能食。今反能食。恐爲除中。食以索餅。不發熱者。知胃氣尚在。必愈。恐暴熱來出而復去也。後三日脉之。其熱續在。期之旦日夜半愈。後三日脉之而數。其熱不罷。此爲熱氣有餘。必發癰膿。

傷寒。脉遲。六七日。而反與黄芩湯徹其熱。脉遲爲寒。而與黄芩湯復除其熱。腹中應冷。當不能食。今反能食。此爲除中。必死。

傷寒。先厥後發熱。下利必自止。而反汗出。咽中痛者。其喉爲痺。發熱無汗。而利必自止。不止者必便膿血。便膿血者。其喉不痺。

傷寒一二日。至四五日而厥者。必發熱。前熱者後必厥。厥深者熱亦深。厥微者熱亦微。厥應下之。而反發其汗。必口傷爛赤。

凡厥者。陰陽氣不相順接便爲厥。厥者手足逆冷是也。

傷寒病。厥五日。熱亦五日。設六日當復厥。不厥者。自愈。厥終不過五日。以熱五日。故知自愈。

傷寒。脉微而厥。至七八日膚冷。其人躁。無暫安時者。此爲藏厥。非蚘厥也。蚘厥者。其人當吐蚘。今病者靜。而復時煩。此爲藏寒。蚘上入膈。故煩。須臾復止。得食而嘔又煩者。蚘聞食臭出。其人當自吐蚘。蚘厥者。烏梅圓主之。

傷寒。熱少厥微。指頭寒。嘿嘿不欲食。煩躁數日。小便利。色白者。此熱除也。欲得食。其病爲愈。若厥而嘔。胷脅煩滿者。其後必便血。

病者手足厥冷。言我不結胸。小腹滿。按之痛者。此冷結在膀胱關元也。

傷寒發熱四日。厥反三日。復熱四日。厥少熱多。其病當愈。四日至七日熱不除。必清膿血。

傷寒厥四日。熱反三日。復厥五日。其病爲進。寒多熱少。陽氣退。故爲進。

傷寒六七日。其脉微。手足厥冷。煩躁。灸厥陰。厥不還者死。

傷寒發熱。下利厥逆。躁不得臥者死。

傷寒六七日。不便利。忽發熱而利。其人汗出不止者死。有陰無陽故也。

傷寒五六日。不結胸。腹濡。脉虛。復厥者。不可下。此爲亡血。下之死。

傷寒發熱而厥。七日下利者。爲難治。

傷寒脉促。手足厥逆者。可灸之。

傷寒脉滑而厥者。裏有熱也。白虎湯主之。

手足厥寒。脉爲之細絕。當歸四逆湯主之。若其人内有久寒。當歸四逆加吴茱萸生薑湯主之。

大汗出。熱不去。内拘急。四肢疼。又下利。厥逆而惡寒者。四逆湯主之。

大汗出。若大下利而厥冷者。四逆湯主之。

表熱裏寒者。脉雖沉而遲。手足微厥。下利清穀。此裏寒也。所以陰證亦有發熱者。此表熱也。

表寒裏熱者。脉必滑。身厥舌乾也。所以少陰惡寒而倦。此表寒也。時時自煩。不欲厚衣。此裏熱也。

病者手足厥冷。脉乍緊者。邪結在胸中。心中滿而煩。饑不能食者。病在胸中。當吐之。宜瓜蒂散。

傷寒厥而心下悸者。宜先治水。當與茯苓甘草湯。却治其厥。不爾。水漬入胃。必作利也。

傷寒六七日。大下後。寸脉沉遲。手足厥逆。下部脉不至。咽喉不利。唾膿血。洩利不止者。爲難治。麻黄升麻湯主之。

傷寒四五日。腹中痛。若轉氣下趣少腹者。爲欲自利也。

傷寒本自寒下。醫復吐之。寒格更逆吐下。食入卽出者。乾薑黄芩黄連湯主之。

下利有微熱而渴。脉弱者自愈。

下利脉數。有微熱。汗出者自愈。設復緊。爲未解。

下利手足厥冷。無脉者。灸之不温。而脉不還。反微喘者死。

少陰負趺陽者。爲順也。

下利。寸脉反浮數。尺中自澁者。必清膿血。

下利清穀。不可攻其表。汗出必脹滿。

下利。脉沉弦者。下重。脉大者爲未止。脉微弱數者。爲欲自止。雖發熱不死。

下利。脉沉而遲。其人面少赤。身有微熱。下利清穀。必鬱冒汗出而解。病人必微厥。所以然者。其面戴陽。下虛故也。

下利。脉反數而渴者。今自愈。設不差。必清膿血。以有熱故也。

下利後。其脉絕。手足厥。晬時脉還。手足温者生。不還不温者死。

傷寒下利。日十餘行。脉反實者死。

下利清穀。裏寒外熱。汗出而厥。通脉四逆湯主之。

熱利下重。白頭翁湯主之。

下利腹脹滿。身體疼痛。先溫其裏。乃攻其表。溫裏宜四逆湯。攻表宜桂枝湯。

下利欲飲水。爲有熱也。白頭翁湯主之。

下利譫語者。有燥屎也。宜小承氣湯。

下利後更煩。按之心下濡者。爲虛煩也。梔子豉湯主之。

嘔家有癰膿。不可治。嘔膿盡自愈。

嘔而發熱者。小柴胡湯主之。

嘔而脉弱。小便復利。身有微熱。見厥者難治。四逆湯主之。

乾嘔吐涎沫。而復頭痛。吴茱萸湯主之。

傷寒。大吐大下之。極虚復極汗出者。以其人外氣怫鬱。復與之水。以發其汗。因得噦。所以然者。胃中寒冷故也。

傷寒、噦而腹滿。問其前後。知何部不利。利之卽愈。

辨霍亂病形證治第十一

問曰病有霍亂者何。答曰嘔吐而利。名曰霍亂。

問曰、病發熱。頭痛。身疼。惡寒。不復吐利。當屬何病。答曰、當爲霍亂。吐下利止。復更發熱也。

傷寒。其脈微澁。本是霍亂。今是傷寒。却四五日。至陰經上。轉入陰。當利。本素嘔下利者。不治。若其人似欲大便。但反失氣。而仍不利。是爲屬陽明。便必堅。十三日愈。所以然者。經盡故也。

下利後。便當堅。堅則能食者愈。今反不能食。到後經中。頗能食。復過一經。能食。過之一日當愈。若不愈。不屬陽明也。

惡寒。脉微。而復利。利止。亡血也。四逆加人參湯主之。

霍亂。頭痛發熱。身疼痛。熱多欲飲水。五苓散主之。寒多不用水者。理中湯主之。

吐利止。而身痛不休者。當消息和解其外。宜桂枝湯小和之。

吐利。汗出。發熱惡寒。四肢拘急。手足厥冷者。四逆湯主之。

既吐且利。小便復利。而大汗出。下利清穀。裏寒外熱。脉微欲絕者。四逆湯主之。

吐已下斷。汗出而厥。四肢拘急不解。脉微欲絕者。通脉四逆加豬膽汁湯主之。

辨陰陽易差後勞復病形證治第十二

傷寒。陰陽易之爲病。其人身體重。少氣。少腹裏急。或引陰中拘攣。熱上衝胸。頭重不欲舉。眼中生花。眼胞赤。膝脛拘急。燒裩散主之。

大病差後勞復者。枳實梔子湯主之。若有宿食者。加大黃。如博碁子大五六枚。

傷寒差已後。更發熱者。小柴胡湯主之。脉浮者。

以汗解之。脉沉實者。以下解之。

大病差後。從腰以下有水氣。牡蠣澤瀉散主之。

大病差後。其人喜唾。久不了了者。胃上有寒。當温之。宜理中圓。

傷寒解後。虚羸少氣。氣逆欲吐。竹葉石膏湯主之。

傷寒脉已解。而日暮微煩者。以病新差。人强與穀。脾胃氣尚弱。不能消穀。故令微煩。損穀即愈。

吐下發汗後。其人脉平而小煩者。此新虚不勝穀氣故也。

病後勞復發熱者。麥門冬湯主之。

金匱玉函經卷第四 終

金匱玉函經卷第五

漢仲景張機著　上海陳世傑懷三重校

晉王叔和撰次　門人張邵煥有文叅

宋林億等校正　平江余謙牧心恭重校

門人張　嵩峻天閱

辨不可發汗病形證治第十三

夫以爲疾病至急。倉猝尋按。要者難得。故重集諸可與不可方治。比之三陰三陽篇中。此易見也。又時有不止是三陰三陽。出在諸可與不可中也。

少陰病。脉細沉數。病爲在裏。不可發其汗。

脉浮而緊。法當身體疼痛。當以汗解。假令尺中脉遲者。不可發其汗。何以故。此爲榮氣不足。血氣微少故也。

少陰病。脉微。不可發其汗。亡陽故也。

脉濡而弱。弱反在關。濡反在巔。微反在上。澁反在下。微則陽氣不足。濇則無血。陽氣反微。中風汗出。而反躁煩。澁則無血。厥而且寒。陽微發汗。躁不得眠。

動氣在右。不可發汗。發汗則衄而渴。心苦煩。飲即吐水。

動氣在左。不可發汗。發汗則頭眩。汗不止。筋惕肉瞤。

動氣在上。不可發汗。發汗則氣上衝心。

動氣在下。不可發汗。發汗則無汗。心中大煩。骨節苦疼。目運惡寒。食則反吐。穀不得前。一云穀不消化

咽中閉塞。不可發汗。發汗則吐血。氣微絶。手足逆冷。雖欲踡卧。不能自温。

諸脉數動微弱。並不可發汗。發汗則小便反難。胞中反乾。胃燥而煩。其形相象。根本異源。

脉濡而弱。弱反在關。濡反在巔。弦反在上。微反在下。弦爲陽運。微爲陰寒。上實下虚。意欲得温。

微弦爲虚。不可發汗。發汗則寒慄不能自還。欬者則劇。數吐涎沫。咽中必乾。小便不利。心中飢煩。晬時而發。其形似瘧。有寒無熱。虚而寒慄。欬而發汗。踡而苦滿。腹中復堅。厥而脉緊。不可發汗。發汗則聲亂。咽嘶。舌萎。其聲不能出。諸逆發汗。微者難愈。劇者言亂。睛眩者死。命將難治。

太陽病。得之八九日。如瘧狀。發熱而惡寒。熱多寒少。其人不嘔。清便續自可。一日再三發。其脉微而惡寒者。此爲陰陽俱虚。不可復發其汗。

太陽病。發熱惡寒。寒多熱少。脉微弱。則無陽也。不可復發其汗。

咽喉乾燥者。不可發其汗。

亡血家不可攻其表。汗出則寒慄而振。

衄家不可攻其表。汗出則額陷脉上促急而緊。

直視而不能眴。不得眠。

汗家重發其汗。必恍惚心亂。小便已。陰疼。可與禹餘糧圓。

淋家不可發汗。發汗必便血。

瘡家雖身疼痛。不可攻其表。汗出則痓。

冬溫。發其汗。必吐利。口中爛。生瘡。

下利清穀。不可攻其表。汗出必脹滿。

欬而小便利。若失小便者。不可攻其表。汗出則厥逆冷。

傷寒、一二日。至四五日厥者。必發熱。前厥者後必熱。厥深熱亦深。厥微熱亦微。熱應下之。而發其汗者。必口傷爛赤。

傷寒、頭痛。翕翕發熱。形象中風。常微汗出。又自嘔者。下之益煩。懊憹如飢。發汗卽致痓。身強難以屈伸。熏之卽發黄。不得小便。灸卽發欬唾。

傷寒、其脉弦細。頭痛發熱。此爲屬少陽。少陽不可發其汗。

中風。往來寒熱。傷寒五六日已後。胸脇苦滿。嘿嘿不欲食飲。煩心喜嘔。或胸中煩而不嘔。或渴。或腹中痛。或脇下痞堅。或心中悸。小便不利。或不渴。外有微熱。或欬。屬小柴胡湯證。

傷寒四五日。身體熱。惡風。頸項强。脇下滿。手足溫而渴。屬小柴胡湯。

傷寒六七日。發熱。微惡風。支節煩疼。微嘔。心下支結。外證未去者。屬柴胡桂枝湯證。

太陽病。發其汗。因致痓。

太陽與少陽併病。頭項强痛。或眩。時如結胸。心下痞而堅。不可發其汗。

少陰病。欬而下利。讝語。是爲被火氣刼故也。小便必難。以强責少陰汗也。

少陰病。但厥無汗。而强發之。必動其血。未知從何道出。或從口鼻。或從耳目出。是爲下厥上竭。

爲難治。傷寒有五。皆熱病之類也。同病異名。同脉異經。病雖俱傷于風。其人自有固疾。則不得同法。其人素傷風。因復傷于熱。風熱相薄。則發風温。四肢不收。頭痛身熱。常汗出不解。治在少陰厥陰。不可發汗。汗出讝語獨語。內煩燥擾不得臥。善驚。目亂無精。治之復發其汗。如此者。醫殺之也。傷寒溼温。其人常傷于溼。因而中暍。溼熱相薄。

則發溼温病。若兩脛逆冷。腹滿叉胸。頭目痛苦。妄言。治在足太陰。不可發汗。汗出必不能言。耳聾。不知痛所在。身青面色變。名曰重暍。如此者醫殺之也。

辨可發汗病形證治第十四

凡發汗。欲令手足俱周。漐漐然一時間許。益佳。不可令如水流漓。若病不解。當重發汗。汗多必亡陽。陽虚不得重發汗也。

凡服湯藥發汗。中病便止。不必盡劑也。

凡云可發汗。無湯者圓散亦可。要以汗出爲解。然不如湯。隨證良驗。

大法春夏宜發汗。

太陽病。外證未解。脉浮弱者。當以汗解。宜桂枝湯。

太陽病。脉浮而數者。可發汗。宜桂枝湯。一云麻黄湯。

陽明病。其脉遲。汗出多而微惡寒。表爲未解。可發其汗。宜桂枝湯。

夫病脉浮大。問病者言但堅耳。設利者爲虛。大逆。堅爲實。汗出而解。何以故。脉浮當以汗解。

傷寒。其脉不弦緊而弱。弱者必渴。被火必譫語。弱者發熱。脉浮。解之當汗出愈。

病者煩熱。汗出則解。復如瘧狀。日晡發熱者。屬陽明。脉浮虛者。當發其汗。宜桂枝湯。

病常自汗出。此爲營氣與衛氣不和也。營行脉中。爲陰主内。衛行脉外。爲陽主外。復發其汗。衛和則愈。宜桂枝湯。

病人藏無他病。時發熱。自汗出。不愈。此衛氣不和也。先其時發汗則愈。宜桂枝湯。

脉浮而緊。浮則爲風。緊則爲寒。風則傷衛。寒則傷營。營衛俱病。骨節煩疼。可發其汗。宜麻黄湯。

太陽病不解。熱結膀胱。其人如狂。血必自下。下者卽愈。其外未解。尚未可攻。當先解其外。宜桂枝湯。

太陽病。下之微喘者。表未解故也。宜麻黄湯。又云桂枝加厚朴杏子湯。

傷寒脉浮緊。不發其汗。因衂。宜麻黄湯。

陽明病。脉浮。無汗。其人必喘。發其汗卽愈。宜麻黄湯。

太陽病脉浮者。可發其汗。宜桂枝湯。

太陽脉浮緊。無汗而發熱。其身疼痛。八九日不解。其表候續在。此當發其汗。服湯藥微除。發煩目眩。劇者必衄。衄乃解。所以然者。陽氣重故也。宜麻黄湯。

傷寒不大便。六七日。頭痛有熱者。不可與承氣湯。其小便清者。此爲不在裏。仍在表也。當發其汗。頭痛者必衄。宜桂枝湯。

下利腹脹滿。身體疼痛。先溫其裏。乃攻其表。宜桂枝湯。

下利後。身體疼痛。清便自調。急當救表。宜桂枝湯。

太陽病。頭痛發熱。汗出惡風。屬桂枝湯證。

太陽中風。脉陽浮而陰濡弱。浮者熱自發。濡弱者汗自出。嗇嗇惡寒。淅淅惡風。翕翕發熱。鼻鳴乾嘔。屬桂枝湯。

太陽病。發熱汗出。此爲營弱衛强。故使汗出。欲救邪風。屬桂枝湯證。

太陽病，下之其氣上撞。屬桂枝湯證。

太陽病，初服桂枝湯，而反煩不解者，當先刺風池風府，乃與桂枝湯則愈。

燒針令其汗，針處被寒，核起而赤者，必發賁豚。氣從小腹上撞心者，灸其核上各一壯，却與桂枝加桂湯。

太陽病，項背强几几，反汗出惡風者，屬桂枝加葛根湯。

太陽病。項背強。几几。無汗惡風。屬葛根湯。

太陽與陽明合病而自利。屬葛根湯證。不利但嘔者。屬葛根加半夏湯證。

太陽病。桂枝證。而反下之。遂利不止。其脈促。表未解。喘而汗出。屬葛根黃芩黃連湯證。

太陽病。頭痛發熱。身體疼。腰痛。骨節疼痛。惡風。無汗而喘。屬麻黃湯證。

太陽與陽明合病。喘而胸滿者。不可下也。屬麻黃湯證。

太陽中風。脉浮緊。發熱惡寒。身體疼痛。不汗出而煩躁。頭痛。屬大青龍湯證。脉微弱。汗出惡風。不可服之。服之則厥。筋惕肉瞤。此爲逆也。

陽明中風。脉弦浮大。而短氣。腹滿。脇下及心痛。久按之氣不通。鼻乾不得汗。其人嗜臥。一身及目悉黃。小便難。有潮熱。時時噦。耳前後腫。刺之小差。其外不解。病過十日。脉續浮。與柴胡湯。但浮。無餘證。與麻黄湯。不溺。腹滿加噦者。不治。

太陽病。十日已去。其脉浮細。嗜卧。此爲外解。設胸滿脇痛。與小柴胡湯。脉浮麻黄湯。

傷寒。脉浮緩。其身不疼。但重。乍有輕時。無少陰證者。可與大青龍湯發之。

傷寒。心下有水氣。欬而微喘。發熱不渴。服湯已而渴者。此爲寒去。爲欲解。屬小青龍湯證。

少陰病。得之二三日。麻黄附子甘草湯。微發汗。脉浮。小便不利。微熱。消渴。可與五苓散。利小便發汗。

辨不可吐病形證治第十五

太陽病。當惡寒而發熱。今自汗出。反不惡寒發熱。關上脉細而數者。此醫吐之故也。若得病一日二日吐之者。腹中飢。口不能食。三日四日吐之者。不喜糜粥。欲食冷食。朝食暮吐。此醫吐之所致也。此爲小逆。

太陽病。吐之。但太陽病當惡寒。今反不惡寒。不欲近衣。此爲吐之内煩也。

少陰病。其人飲食入口即吐。心中嗢嗢欲吐。復不能吐。始得之手足寒。脉弦遲者。此胸中實。不可下也。若膈上有寒飲。乾嘔者。不可吐。當温之。

諸四逆厥者。不可吐之。虚家亦然。

辨可吐病形證治第十六

凡服湯吐。中病便止。不必盡劑也。

大法春宜吐。

病如桂枝證。其頭不痛。項不强。寸口脉微浮。胸中痞堅。氣上撞。咽喉。不得息。此爲胸有寒。當吐之。

病胷上諸實。胸中鬱鬱而痛。不能食。欲使人按之。而反有涎沫唾。下利日十餘行。其脉反遲。寸口微滑。此可吐之。吐之利則止。

少陰病。其人飲食入則吐。心中嗢嗢欲吐。復不能吐。當遂吐之。

宿食在上脘。當吐之。

病者手足逆冷。脉乍緊。邪結在胸中。心下滿而煩。飢不能食。病在胸中。當吐之。

辨不可下病形證治第十七

脉濡而弱。濡反在關。弱反在巔。微反在上。濇反在下。微則陽氣不足。濇則無血。陽氣反微。中風汗出而反躁煩。濇則無血。厥而且寒。陽微不可下。下之則心下痞堅。

動氣在右。不可下。下之則津液內竭。咽燥鼻乾。頭眩心悸。

動氣在左不可下。下之則腹裏拘急。食不下。動氣反劇。身雖有熱。臥反欲踡。

動氣在上不可下。下之則掌握熱煩。身上浮冷。熱汗自泄。欲水自灌。

動氣在下不可下。下之則腹滿。卒起頭眩。食則下清穀。心下痞堅。

咽中閉塞不可下。下之則上輕下重。水漿不下。臥則欲踡。身體急痛。復下利日數十行。

諸外實者不可下。下之則發微熱。亡脈則厥。當臍握熱。

諸虛者不可下。下之則渴。引水者易愈。惡水者劇。

脉濡而弱。弱反在关。濡反在巅。弦反在上。微反在下。弦为阳运。微为阴寒。上实下虚。意欲得温。微弦为虚。虚者不可下。微则为欬。欬则吐涎沫。下之欬则止而利不休。胸中如蟲齧。粥入则出。小便不利。两胁拘急。喘息为难。脛背相牵。臂则不仁。极寒反汗出。躯冷若冰。眼睛不慧。语言不休。穀气多入则为除中。口虽欲言。舌不得前。脉濡而弱。弱反在关。濡反在巅。浮反在上。数反在下。浮則爲陽虛。數則爲無血。浮則爲虛。數則生熱。浮則爲虛。自汗而惡寒。數則爲痛。振而寒慄。微弱在關。心下爲急。喘汗不得呼吸。呼吸之中。痛在於脇。振寒相搏。其形如瘧。醫反下之。令脉急數。發熱狂走。見鬼。心下爲痞。小便淋漓。小腹甚堅。小便血也。

脉濡而緊。濡則陽氣微。緊則營中寒。陽微衛中風。發熱而惡寒。營緊胃氣冷。微嘔心內煩。醫以爲大熱。解肌發其汗。亡陽虛煩躁。心下苦痞堅。表裏俱虛竭。卒起而頭眩。客熱在皮膚。悵快不得眠。不知胃氣冷。緊寒在關元。技巧無所施。汲水灌其身。客熱應時罷。慄慄而振寒。重被而覆之。汗出而冒巔。體惕而又振。小便爲微難。寒氣因水發。清穀不容間。嘔吐反腸出。顛倒不得安。手足爲微逆。身冷而內煩。遲欲從後救。安可復追還。

脉浮而大。浮爲氣實。大爲血虛。血虛爲無陰。孤陽獨下陰部。小便難。胞中虛。令反小便利而大汗出。法應衛家當微。令反更實。津液四射。營竭血盡。乾煩不得眠。血薄肉消。而成暴液。醫復以毒藥攻其胃。此爲重虛。客陽去有期。必下如汚泥而死。

趺陽脉遲而緩。胃氣如經也。趺陽脉浮而數。浮則傷胃。數則動脾。此非本病。醫特下之所爲也。

營衛內陷。其數先微。脈反但浮。其人必大便堅。氣噫而除。何以言之。脾脈本緩。今數脈動脾。其數先微。故知脾氣不治。大便堅。氣噫而除。今脈反浮。其數改微。邪氣獨留。心中則飢。邪熱不殺穀。潮熱發渴。數脈當遲緩。脈因前後度數如法。病者則飢。數脈不時。則生惡瘡也。

脈數者久數不止。止則邪結。血氣不能復。正氣却結於藏。故邪氣浮之。與皮毛相得。脈數者不可下。下之必煩。利不止。

少陰病。脉微。不可發其汗。無陽故也。陽已虚。尺中弱濇者。復不可下之。

脉浮大。宜發汗。醫反下之。此爲大逆。

脉浮而大。心下反堅。有熱。屬藏者攻之。不令發汗。屬府者。不令溲數。溲數則大便堅。汗多卽熱愈。汗少則便難。脉遲尚未可攻。

二陽併病。太陽初得病時。發其汗。汗先出復不徹。因轉屬陽明。欲自汗。不惡寒。若太陽證不罷。不可下。下之爲逆。

結胷證。其脉浮大。不可下。下之即死。

太陽與陽明合病。喘而胸滿。不可下。下之即死。

太陽與少陽合病。心下痞堅。頭項强而眩。勿下之。

諸四逆厥者。不可下之。虚家亦然。

病欲吐者。不可下之。

太陽病。有外證未解。不可下。下之爲逆。

夫病發于陽。而反下之。熱入因作結胸。發于陰。而反下之。因作痞。

脉浮緊。而下之。緊反入裏。則作痞。

夫病陽多者熱。下之則堅。

本虚攻其熱。必噦。

無陽陰强而堅。下之必清穀而腹滿。

太陰之爲病。腹滿而吐。食不下。下之益甚。腹時自痛。胸下痞堅。

厥陰之爲病。消渴。氣上撞心。心中疼痛熱。飢而不欲食。甚者則欲吐。下之不肯止。

少陰病。其人飲食入則吐。心中嗢嗢欲吐。復不能吐。始得之手足寒。脉遲。此胸中實。不可下之。

傷寒五六日。不結胸。腹濡。脉虚。復厥者。不可下。下之亡血死。

傷寒發熱。但頭痛。微汗出。發其汗則不識人。熏之則喘。不得小便。心腹滿。下之短氣而腹脹。小便難。頭痛背强。加溫針則必衄。

傷寒。其脉陰陽俱緊。惡寒發熱。則脉欲厥。厥者脉初來大。漸漸小。更來漸大。是其候也。惡寒甚者。翕翕汗出。喉中痛。熱多者。目赤睛不慧。醫復發之。咽中則傷。若復下之。則兩目閉。寒多清穀。熱多便膿血。熏之則發黄。熨之則咽燥。小便利者可救。難者危殆。

傷寒發熱。口中勃勃氣出。頭痛目黃。衄不可制。貪水者必嘔。惡水者厥。下之咽中生瘡。假令手足溫者。下重便膿血。頭痛目黃者。下之目閉。貪水者。下之其脉必厥。其聲嚶。咽喉塞。發其汗則戰慄。陰陽俱虛。惡水者。下之裏冷。不嗜食。大便完穀出。發其汗。口中傷。舌上胎滑。煩躁。脉數實。不大便。六七日後必便血。發其汗。小便卽自利。

得病六七日。小便少者。雖不大便。但頭堅後溏。

未必其成堅。攻之必溏。當須小便利。定堅乃可攻之。

藏結者無陽證。不往來寒熱。其人反靜。舌上胎滑者。不可攻也。

傷寒嘔多。雖有陽明證。不可攻之。

陽明病。潮熱微堅。可與承氣湯。不堅勿與之。若不大便六七日。恐有燥屎。欲知之法。可與小承氣湯。若腹中轉矢氣者。爲有燥屎。乃可攻之。若不轉矢氣者。此爲但頭堅後溏。不可攻之。攻之必腹滿不能食。欲飲水者。必噦。其後發熱者。必復堅。以小承氣湯和之。若不轉矢氣者。愼不可攻之。

陽明病。面合赤色者。不可攻之。必發熱色黃者。小便不利也。

陽明病。當心下堅滿。不可攻之。攻之利遂不止者死。止者生。

陽明病。自汗出。若發其汗。小便自利。此爲津液内竭。雖堅不可攻之。當須自欲大便。宜蜜煎導而通之。若土瓜根猪膽汁皆可以導。

傷寒中風。醫反下之。其人下利日數十行。穀不化。腹中雷鳴。心下痞堅而滿。乾嘔而煩。不能得安。醫見心下痞。爲病不盡。復重下之。其痞益甚。此非結熱。但以胃中虚。客氣上逆。故使之堅。屬甘草瀉心湯證。

下利。其脉浮大。此爲虛。以强下之故也。設脉浮革。因爾腸鳴。屬當歸四逆湯證。

辨可下病形證治第十八

凡服下藥。用湯勝圓。中病卽止。不必盡劑。

大法秋宜下。

陽明病。發熱汗多者。急下之。宜承氣湯。一云大柴胡湯

少陰病。得之二三日。口燥咽乾。急下之。宜承氣湯。

少陰病。六七日。腹滿不大便者。急下之。宜承氣湯。

少陰病。下利清水。色青者。心下必痛。口乾燥者。可下之。宜大柴胡湯承氣湯。

下利。三部脉皆平。一云浮 按其心下堅者。可下之。宜承氣湯。

下利脉遲而滑者。內實也。利未欲止。當下之。宜承氣湯。

陽明與少陽合病而利。不負者爲順。負者失也。互相尅賊爲負。

脉滑而數者。有宿食也。當下之。宜大柴胡湯承氣湯。

問曰人病有宿食。何以别之。師曰寸口脉浮大。按之反澁。尺中亦微而澁。故知有宿食。當下之。宜承氣湯。

下利不欲食者。有宿食也。當下之。宜承氣湯。

下利已瘥。至其年月日時復發者。此爲病不盡故也。復當下之。宜承氣湯。

下利脉反滑。當有所去。下之乃愈。宜承氣湯。

病腹中滿痛者爲實。當下之。宜大柴胡湯。

腹滿不減。減不足言。當下之。宜大柴胡湯承氣湯。

傷寒後。脉沉實。沉實者下之解。宜大柴胡湯。

傷寒六七日。目不了了。睛不和。無表裏證。大便難。微熱者。此爲實。急下之。宜大柴胡湯承氣湯。

太陽病未解。其脉陰陽俱停。必先振。汗出而解。但陽脉微者。先汗之而解。陰脉微者。先下之而解。宜承氣湯。一云大柴胡湯。

脉雙弦而遲。心下堅。脉大而堅者。陽中有陰也。可下之。宜承氣湯。

結胷者項亦强。如柔痓狀。下之卽和。宜陷胸圓。

病者無表裏證。發熱七八日。脉雖浮數。可下之。

宜大柴胡湯。

太陽病。六七日。表證續在。其脉微沉。反不結胸。其人發狂。此熱在下焦。小腹當堅而滿。小便自利者。下血乃愈。所以然者。太陽隨經瘀熱在裏故也。屬抵當湯證。

太陽病身黄。其脉沉結。小腹堅。小便不利。爲無血也。小便自利。其人如狂者。血證諦也。屬抵當湯。

傷寒有熱。而小腹滿。應小便不利。今反利者。爲有血也。當下之。宜抵當圓。

陽明病。發熱而汗出。此爲熱越。不能發黃也。但頭汗出。其身無有。齊頸而還。小便不利。渴飲水漿。此爲瘀熱在裏。身必發黃。屬茵蔯蒿湯證。

陽明證。其人喜忘。必有畜血。所以然者。本有久瘀血。故令喜忘。屎雖堅。大便必黑。屬抵當證。

汗出而讝語者。有燥屎在胃中。此爲風也。過經乃可下之。下之若早。讝語而亂。以表虛裏實故也。下之則愈。宜大柴胡湯承氣湯。

病者煩熱。得汗出即解。復如瘧狀。日晡所發熱者。屬陽明。脉實者當下之。宜大柴胡湯承氣湯。

陽明病讝語。有潮熱。而反不能食者。必有燥屎五六枚。若能食者。但堅耳。屬承氣湯。

下利而讝語者。爲有燥屎也。屬承氣湯。

得病二三日。脉弱。無太陽柴胡證而煩。心下堅。

至四日雖能食。以承氣湯少與微和之。令小安。至六日。與承氣湯一升。不大便六七日。小便少者。雖不能食。但頭堅後溏。未定其成堅。攻之必溏。當須小便利。定堅。乃可攻之。宜大柴胡湯承氣湯。

太陽中風。下利嘔逆。表解乃可攻之。其人漐漐汗出。發作有時。頭痛心下痞堅。滿引脇下痛。嘔即短氣。不惡寒。此爲表解裏未和。屬十棗湯證。

太陽病不解。熱結膀胱。其人如狂。血自下。下者卽愈。其外不解。尚未可攻。當先解其外。外解小腹急結者。乃可攻之。宜桃仁承氣湯。

傷寒七八日。身黃如橘子色。小便不利。小腹微滿。屬茵蔯湯證。

傷寒發熱。汗出不解。後心中痞堅。嘔而利者。屬大柴胡湯證。

傷寒十餘日。熱結在裏。復往來寒熱。屬大柴胡湯證。但結胸無大熱。此爲水結在胸脇。頭微汗出。屬大陷胸湯證。

傷寒六七日。結胸熱實。其脉沉緊。心下痛。按之如石堅。屬大陷胸湯證。

陽明病。其人汗多。津液外出。胃中燥。大便必堅。堅者則譫語。屬承氣湯證。

陽明病。不吐下而心煩者。屬承氣湯證。

陽明病。其脉遲。雖汗出而不惡寒。其體必重。短氣腹滿而喘。有潮熱。如此者。其外爲解。可攻其裏。若手足濈然汗出。此大便已堅。承氣湯主之。其熱不潮。腹大滿而不大便者。屬小承氣湯。微和其胃氣。勿令至大下。

陽明病。潮熱微堅。可與承氣湯。不堅勿與之。言不大便六七日。恐有燥屎。欲知之法。可與小承氣湯。若腹中轉矢氣者。爲有燥屎。乃可攻之。

陽明病。譫語妄言。發潮熱。其脉滑疾。如此者。承氣湯主之。因與承氣湯一升。腹中轉矢氣者。復與一升。如不轉矢氣者。勿與之。明日又不大便。脉反微濇。此爲裏虚。爲難治。不可復與承氣湯。

大下後六七日。不大便。煩不解。腹滿痛。此有燥屎。所以然者。本有宿食故也。屬承氣湯證。

病者小便不利。大便乍難乍易。時有微熱。怫鬱。不能卧。有燥屎故也。屬承氣湯證。

二陽併病。太陽證罷。但發潮熱。手足漐漐汗出。

大便難而讝語者。下之即愈。宜承氣湯。

金匱玉函經卷第五終

金匱玉函經卷第六

辨發汗吐下後病形證治第十九

發汗後。水藥不得入口。爲逆。

發汗後。飲水多者必喘。以水灌之亦喘。

未持脉時。病人叉手自冒心。師因教試令欬而不即欬者。此必兩耳無所聞也。所以然者。重發汗虚故也。

發汗後身熱。又重發其汗。胸中虚冷。必反吐也。

二陽併病。太陽初得病時。發其汗。汗先出。復不徹。因轉屬陽明。續自微汗出。不惡寒。若太陽證不罷者。不可下。下之爲逆。如此者。可小發其汗。設面色緣緣正赤者。陽氣怫鬱在表。當解之。熏之。若發汗不大徹。不足言。陽氣怫鬱不得越。當汗而不汗。其人燥煩。不知痛處。乍在腹中。乍在四肢。按之不可得。其人短氣。但坐汗出而不徹故也。更發其汗卽愈。何以知其汗出不徹。以脉澁。故知之。

陽明病。本自汗出。醫復重發其汗。病已瘥。其人微煩。不了了。此大便堅也。以亡津液。胃中燥。故令其堅。當問小便日幾行。若本日三兩行。今日再行者。故知大便不久出。今爲小便數少。津液當還入胃中。故知必當大便也。

大下後發汗。其人小便不利。此亡津液。勿治之。其小便利必自愈。

病人脉數。數爲熱。當消穀引食。而反吐者。以醫發其汗。陽氣微。膈氣虚。脉則爲數。數爲客熱。不能消穀。胃中虚冷。故吐也。

病者有寒。復發其汗。胃中冷。必吐蚘。

傷寒發其汗。身目爲黄。所以然者。寒濕相搏。在裏不解故也。

發汗後。重發其汗。亡陽譫語。其脉反和者不死。

傷寒發汗已解。半日許。復煩。其脉浮數。可復發其汗。宜桂枝湯。

傷寒大下後。復發其汗。心下痞。惡寒者。表未解也。不可攻其痞。當先解表。表解乃可攻其痞。解表宜桂枝湯。攻痞宜大黃瀉心湯。

發其汗。反躁。無表證者。宜大柴胡湯。

服桂枝湯大汗出。若脈但洪大者。與桂枝湯。若其形如瘧狀。一日再發。汗出便解。與桂枝二麻黃一湯。

服桂枝湯。大汗出。大煩渴不解。若脉洪大。屬白虎湯證。

太陽病。發其汗。遂漏不止。其人惡風。小便難。四肢微急。難以屈伸。屬桂枝加附子湯證。

發汗不解。腹滿痛者。急下之。宜承氣湯。一云大柴胡湯。

發汗後。身體疼痛。其脉沉遲。屬桂枝加芍藥生薑人參湯證。

太陽病。發其汗而不解。其人發熱。心下悸。頭眩身瞤而動。振振欲僻地者。屬真武湯證。

發汗後。其人臍下悸。欲作賁豚。屬茯苓桂枝甘草大棗湯證。

發汗過多。以後其人叉手自冒心。心下悸而欲得按之。屬桂枝甘草湯證。

發汗後。腹脹滿。屬厚朴生姜半夏甘草人參湯。

發其汗不解。而反惡寒者。虛故也。屬甘草附子湯證。

不惡寒但熱者。實也。當和其胃氣。屬小承氣湯。

太陽病。發汗後。大汗出。胃中乾燥。煩不得眠。其人欲飲水。當稍飲之。令胃中和即愈。

太陽病。三日。發其汗不解。蒸蒸發熱者。屬調胃承氣湯。

傷寒脉浮。自汗出。小便數。頻復微惡寒。而脚攣急。反與桂枝湯。欲攻其表。得之便厥。咽燥乾煩吐逆。作甘草乾薑湯以復其陽。厥愈足溫。更作芍藥甘草湯與之。其脚卽伸。而胃氣不和讝語。可與承氣湯。重發汗。復加燒針者。屬四逆湯。

傷寒汗出解之後。胃中不和。心下痞堅。乾噫食臭。脇下有水氣。腹中雷鳴而利。屬生薑瀉心湯。

傷寒五六日。其人已發汗。而復下之。胸脇滿微結。小便不利。渴而不嘔。但頭汗出。往來寒熱而煩。此爲未解。柴胡桂枝乾薑湯證。

陽明病汗出。若復發其汗。小便自利。此爲津液內竭。雖堅不可攻之。當須自欲大便。宜蜜煎導而通之。若土瓜根、猪膽汁皆可以導。

凡病若發汗。若吐。若下。若亡血。無津液而陰陽自和者。必自愈。

傷寒大吐下之極虛。復極汗者。其人外氣怫鬱。復與之水。以發其汗。因得噦。所以然者。胃中寒冷故也。

傷寒。吐下發汗後。心下逆滿。氣上撞胸。起則頭眩。其脉沉緊。發汗即動經。身爲振搖。屬茯苓桂枝白术甘草湯證。

發汗吐下以後。不解煩躁。屬茯苓四逆湯證。

發汗吐下後。虚煩不得眠。劇者反覆顛倒。心中懊憹。屬梔子湯。若少氣。梔子甘草湯。若嘔者。梔子生姜湯證。

傷寒下後。煩而腹滿。卧起不安。屬梔子厚朴湯。

傷寒、吐下發汗。虛煩。脈甚微。八九日。心下痞堅。脇下痛。氣上衝咽喉。眩冒。經脈動惕者。久而成痿。

傷寒發汗。吐下解後。心下痞堅。噫氣不除者。屬旋覆代赭湯證。

太陽病。吐下發汗後。而微煩。小便數。大便因堅。可與小承氣湯和之。則愈。

太陽病不解。轉入少陽。脇下堅滿。乾嘔不能食。

往來寒熱。尚未吐下。其脉沉緊。可與小柴胡湯。若已吐下發汗溫針。柴胡湯證罷。此爲壞病。知犯何逆。以法治之。

吐利發汗。其人脉平而小煩。此新虛不勝穀氣故也。

下已。後發其汗。必振寒。又其脉微細。所以然者。內外俱虛故也。

發汗。若下之。煩熱胸中塞者。屬梔子湯證。

下以後。復發其汗者。則晝日煩躁不眠。夜而安靜。不嘔不渴。而無表證。其脉沉微。身無大熱。屬附子乾薑湯證。

大汗出。若大下利。厥者。屬四逆湯證。

太陽病。先下而不愈。因復發其汗。表裏俱虚。其人因冒。冒家當汗出愈。所以然者。汗出表和故也。表和故下之。

太陽病。先發汗不解。而下之。其脉浮。不愈。浮爲在外。而反下之。故不愈。今脉浮。故在外。當解其外則愈。宜桂枝湯。

傷寒六七日。發熱微惡寒。支節煩疼。微嘔。心下支結。外證未去者。屬柴胡桂枝湯證。

發汗多。亡陽狂語者。不可下。可與柴胡桂枝湯。和其營衛。以通津液。後自愈。

太陽病。醫發其汗。遂發熱惡寒。復下之。則心下痞堅。表裏俱虛。陰陽氣併竭。無陽則陰獨。復加火鍼。因而煩。面色青黄。膚瞤。如此者爲難治。今色微黄。手足溫者易愈。

夫病陽多熱。下之則堅。汗出多。極發其汗。亦堅。

太陽病重發汗。而復下之。不大便五六日。舌上燥而渴。日晡所小有潮熱。從心下至小腹堅滿而痛。不可近。屬大陷胸湯證。

三陽合病。腹滿身重。難以轉側。口不仁。面垢。譫語。遺溺。發汗則讝語。下之則額上生汗。手足厥冷。自汗。屬白虎湯證。

傷寒服湯藥。而下利不止。心下痞。服瀉心湯已。復以他藥下之。利不止。醫以理中與之。利益甚。理中者理中焦。此利在下焦。與赤石脂禹餘糧湯。若不止者。當利其小便。

傷寒。醫以圓藥下之。身熱不去。微煩。屬梔子乾姜湯證。

傷寒中風。柴胡湯證具。而以他藥下之。若柴胡湯證不罷。復與柴胡湯。必蒸蒸而振。却發汗出而解。此雖已下。不爲逆也。若心下滿而堅痛者。此爲結胸。屬大陷胸湯證。若但滿而不痛者。此爲痞。柴胡不復中與也。屬半夏瀉心湯證。

得病六七日。脉遲浮弱。惡風寒。手足溫。醫再三下之。不能多。其人脇下滿。面目及身黄。頭項强。小便難。與柴胡湯。後必下重。渴飲水而嘔。柴胡不復中與也。食穀則噦。

病者無表裏證。發熱七八日。脉雖浮數者。可下之。假令已下。脉數不解。而合熱。則消穀善飢。至六七日不大便者。有瘀血。屬抵當湯證。若脉數不解。而下不止。必挾熱便膿血。

脉浮數。法當汗出而愈。而下之則體重心悸者。不可發其汗。當自汗出而解。所以然者。尺中脉微。此裏虚。須表裏實。津液和。自汗出愈。

陽明病。其脉浮緊。咽乾口苦。腹滿而喘。發熱汗出。而不惡寒。反偏惡熱。其身體重。發其汗卽燥。心憒憒而反讝語。加溫針必怵惕。煩躁不得眠。下之卽胃中空虛。客氣動膈。心中懊憹。舌上胎者。屬梔子湯證。若渴欲飲水。口乾舌燥者。與白虎湯。若脉浮。發熱。渴欲飲水。小便不利。與猪苓湯。

發汗已後。不可更與桂枝湯。汗出而喘。無大熱。屬麻黄杏子石膏甘草湯證。

病人脉微而濇者。此爲醫所病也。大發其汗。又數大下之。其人亡血。病當惡寒。而發熱無休止時。夏月盛熱。而欲着複衣。冬月盛寒。而欲裸其體。所以然者。陽微卽惡寒。陰弱卽發熱。此醫發其汗。使陽氣微。又大下之。令陰氣弱。五月之時。陽氣在表。胃中虛冷。陽氣内微。不能勝冷。故欲着複衣。十一月之時。陽氣在裏。胃中煩熱。陰氣内弱。不能勝熱。故欲裸其體。又陰脉遲濇。故知亡血也。

傷寒吐後。腹滿者。屬承氣湯證。

傷寒本自寒下。醫復吐下之。寒格更逆吐。食入即出。屬乾薑黄芩黄連人參湯證。

傷寒吐下。七八日不解。熱結在裏。表裏俱熱。時時惡風。大渴。舌上乾燥而煩。欲飲水數升。屬白虎湯證。

傷寒吐下後。未解。不大便五六日。至十餘日。其人日晡所發潮熱。不惡寒。獨語如見鬼神之狀。若劇者發則不識人。循衣妄撮。怵惕不安。微喘直視。脉弦者生。濇者死。微者但發熱讝語。屬承氣湯證。若下者勿復服。

太陽病。過經十餘日。心下嗢嗢欲吐。而胸中痛。大便反溏。其腹微滿。欝欝微煩。先時自極吐下者。可與承氣湯。不爾者不可與。欲嘔胸中痛微溏者。此非柴胡湯證。以嘔故知極吐下也。

太陽病。下之微喘者。表未解故也。屬桂枝湯證。一云麻黃湯證。

太陽病。脉浮而動數。浮則爲風。數則爲熱。動則爲痛。數則爲虚。頭痛發熱。微盜汗出。而反惡寒。其表未解。醫反下之。動數則遲。頭痛則眩。胃中空虚。客氣動膈。短氣躁煩。心中懊憹。陽氣内陷。心下因堅。則爲結胸。屬大陷胸湯證。若不結胸。但頭汗出。其餘無有。齊頸而還。小便不利。身必發黃。

太陽病。下之脉促。不結胸者。此爲欲解。其脉浮者。必結胸。其脉緊者。必咽痛。其脉絃者。必兩脇拘急。其脉細而數者。頭痛未止。其脉沉而緊者。必欲嘔。脉沉而滑者。挾熱利。其脉浮而滑者。必下血。

太陽病。下之。其脉促胸滿者。屬桂枝去芍藥湯。若微惡寒。桂枝去芍藥加附子湯證。

太陽病。桂枝證。醫反下之。遂利不止。其脉促。表未解。喘而汗出。屬葛根黄芩黄連湯證。

太陽病。醫反下之。因腹滿時痛。爲屬太陰。屬桂枝加芍藥湯證。其大實痛。屬桂枝加大黄湯證。

太陽病。下之。其氣上衝。可與桂枝湯。不上衝者。不可與之也。

太陽病。二三日。終不能卧。但欲起者。心下必結。其脉微弱者。此本寒也。而反下之。利止者。必結胸。未止者。四五日復重下之。此挾熱利也。

太陽病。外證未除。而數下之。遂挾熱利而止。心下痞堅。表裏不解。屬桂枝人參湯證。

大下以後。不可更行桂枝湯。汗出而喘。無大熱。屬麻黄杏仁石膏甘草湯證。

太陽病。五日。下之。六七日不大便而堅者。屬柴胡湯證。

太陽病。過經十餘日。反再三下之。後四五日。柴胡湯證續在。先與柴胡湯。嘔止小安。其人鬱鬱微煩者。爲未解。屬大柴胡湯證。

傷寒、八九日。下之。胸滿煩驚。小便不利。讝語。一身不可轉側。屬柴胡加龍骨牡蠣湯證。

傷寒。十三日不解。胸脇滿而嘔。日晡所發潮熱。而微利。此證當柴胡湯下之。不得利。今反利者。故知醫以圓藥下之。非其治也。潮熱者實也。先再服小柴胡湯以解其外。後屬柴胡加芒硝湯。

傷寒十三日。過經而讝語。內有熱也。當以湯下之。小便利者。大便當堅。而反利。其脉調和者。故知醫以圓藥下之。非其治也。自利者。其脉當微厥。今反和者。此爲內實。屬承氣湯證。

傷寒五六日。嘔而發熱。柴胡湯證具。而以他藥下之。心下滿而堅痛者。此爲結胸。屬大陷胸湯。

陽明病。下之。其外有熱。手足溫。不結胸。心中懊憹者。飢不能食。但頭汗出。屬梔子湯證。

陽明病。下之。心中懊憹而煩、胃中有燥屎者。可攻。其人腹微滿。頭堅後溏者。不可下之。有燥屎者。宜承氣湯。

陽明病。不能食。下之不解。其人不能食。攻其熱必噦。所以然者。胃中虚冷故也。

陽明病。脉遲。食難用飽。飽卽發煩。頭眩者。必小便難。此欲作穀疸。雖下之。其腹滿卽如故耳。所以然者。脉遲故也。

趺陽脉微弦，而如此，爲强下之。

下利，其脉浮大，此爲虚，以强下之故也。設脉浮革，故爾腸鳴，屬當歸四逆湯證。

傷寒，醫下之，續得下利清穀不止，身體疼痛，急當救裏，後身體疼痛，清便自調，急當救表，救裏宜四逆湯，救表宜桂枝湯。

大下後，五七日不大便，煩不解，腹痛而滿，有燥屎者，本有宿食故也。

大下後。口燥者。裏虚故也。

火逆下之。因燒針煩躁。屬桂枝甘草龍骨牡蠣湯。

辨可温病形證治第二十

大法冬宜服温熱藥及灸。

師曰、病發熱頭痛。脉反沉。若不差。身體更疼痛。當救其裏。宜温藥。四逆湯。

下利腹滿。身體疼痛。先温其裏。宜四逆湯。

自利不渴者屬太陰。其藏有寒故也。當温之。宜四逆輩。

少陰病。其人飲食入則吐。心中嗢嗢。欲吐復不能吐。始得之手足寒。脉弦遲。若膈上有寒飲。乾嘔者。不可吐。當温之。宜四逆湯。

少陰病。其脉沉者。急當温之宜四逆湯。

下利欲食者。就當温之。

下利。脉遲緊。爲痛未欲止者。當温之。得冷者滿而便腸垢。

下利。其脉浮大。此爲虚。以强下之故也。設脉浮革。因爾腸鳴。當温之。與水者噦。宜當歸四逆湯。

少陰病下利。脉微濇者。即嘔。汗出必數更衣反少。當温之。

傷寒。醫下之。而續得下利清穀不止。身體疼痛。急當救裏。宜温之。以四逆湯。

諸温之屬。可與理中四逆附子湯熱藥治之。

辨不可火病形證治第二十一

太陽中風。以火刧發其汗。邪風被火熱。血氣流溢。失其常度。兩陽相熏灼。其身發黃。陽盛卽欲衄。陰虛小便難。陰陽俱虛竭。身體卽枯燥。但頭汗出。齊頸而還。腹滿微喘。口乾咽爛。或不大便。久則讝語。甚者至噦。手足躁擾。循衣摸牀。小便利者。其人可治。

太陽病。醫發其汗。遂發熱惡寒。復下之。則心下痞。此表裏俱虚。陰陽氣併竭。無陽則陰獨。復加火針。因而煩。面色青黄膚瞤者。難治。今色微黄。手足温者愈。

傷寒加温鍼必驚。

陽脉浮。陰脉弱者。則血虚。血虚則筋惕。其脉沉者。營氣微也。其脉浮。而汗出如流珠者。衛氣衰也。營氣微者。加燒針。血留不行。更發熱而煩躁也。

傷寒脉浮。醫以火迫之。亡陽。驚狂。卧起不安。屬桂枝去芍藥加蜀漆龍骨牡蠣救逆湯。

問曰得病十五六日。身體黄。下利。狂欲走。師脉之。言當清血。如豚肝乃愈。後如師言。何以知之。師曰寸口脉。陽浮。陰濡而弱。陽浮則爲風。陰濡弱爲少血。浮虚受風。少血發熱。風則微寒。灑淅項强。頭眩。醫加火熏鬱令汗出。惡寒遂甚。客熱因火而發。怫鬱蒸肌膚。身目爲黄。小便微難。短氣。從鼻出血。而復下之。胃無津液。泄利遂不止。熱瘀在膀胱。畜結成積聚。狀如豚肝。當下未下。心亂迷憒。狂走赴水。不能自制。畜血若去。目明心了。此皆醫爲。無他禍患。微難得愈。劇者不治。

傷寒。其脈不弦緊而弱。弱者必渴。被火必讝語。

太陽病。以火熏之。不得汗。其人必躁。到經不解。必清血。

陽明病被火。額上微汗出。而小便不利。必發黃。

陽明病。其脉浮緊。咽乾口苦。腹滿而喘。發熱汗出。而不惡寒。反惡熱。其身體重。發其汗卽躁。心憒憒而反讝語。加溫針者必怵惕。又煩躁不得眠。

少陰病。欬而下利。讝語。是爲被火氣刼故也。小便必難。爲強責少陰汗也。

太陽病二日。而反燒瓦熨其背。大汗出。火熱入胃。胃中水竭燥煩。必發讝語。十餘日振而反汗出者。此爲欲解。其汗從腰以下不得汗。其人欲小便不得。反嘔。欲失溲。足下惡風。大便堅者。小便當數。而反不數。及多便已。其頭必卓然而痛。其人足心必熱。穀氣從下流故也。

風温爲病。脉陰陽俱浮。自汗出。身重多眠。鼻息必鼾。語言難出。若被火者。微發黄色。劇則如驚癎。時瘛瘲。若火熏之。一逆尚引日。再逆促命期。

火逆下之。因燒針煩躁者。桂枝甘草龍骨牡蠣湯主之。

傷寒頭痛。翕翕發熱。形象中風。常微汗出。自嘔者。熏之則發黃。不得小便。

傷寒。發熱頭痛。微汗出。熏之則喘。加溫鍼則必衄。

傷寒。脉陰陽俱緊。惡寒發熱。則脉欲厥。厥者脉初來大。漸漸小。更來漸漸大。是其候也。若熏之則發黃。熨之則咽燥。小便利者可救。難者危殆。

辨可火病形證治第二十二

二陽併病。太陽初得病時。發其汗。汗先出不徹。因轉屬陽明。續自微汗出。不惡寒。若太陽病證不罷者。不可下。可小發其汗。設面色緣緣正赤者。陽氣怫鬱在表不得越。當解之熏之。當汗而不汗。其人躁煩。不知痛處。乍在腹中。乍在四肢。按之不可得。其人短氣。但坐以汗出不徹故也。更發其汗則愈。何以知汗出不徹。以脉濇故知之。

下利。穀道中痛。當溫之。以爲宜火熬末鹽熨之。

一方炙枳實熨之。

辨不可灸病形證治第二十三

微數之脉。慎不可灸。因火爲邪。則爲煩逆。追虛逐實。血散脉中。火氣雖微。內攻有力。焦骨傷筋。血難復也。

脉浮。當以汗解。而反灸之。邪無從出。因火而盛。

病從腰以下必重而痺。此爲火逆。若欲自解。當須汗出。

脉浮。熱甚。反灸之。此爲實。實以虚治。因火而盛。必咽燥唾血。

辨可灸病形證治第二十四

燒鍼令其汗。鍼處被寒核起而赤者。必發賁豚。氣從小腹上衝者。灸其核上各一壯。與桂枝加桂湯。

少陰病。得之一二日。口中和。其背惡寒者。當灸之。

少陰病。其人吐利。手足不逆。反發熱者。不死。脉不至者。灸其少陰七壯。

少陰病。下利脉微澁者。卽嘔。汗出必數更衣反少。當温其上灸之。

諸下利。皆可灸足大都五壯。一云七壯 商丘陰陵泉皆三壯。

下利，手足厥冷，無脉，灸之，主足厥陰是也，灸不温，反微喘者死。

傷寒五六日，脉微，手足厥冷，煩躁，灸厥陰，厥不還者死。

傷寒脉促，手足厥逆，可灸之，灸少陰厥陰。

辨不可刺病形證治第二十五

大怒無刺，大一作新後同 已刺無怒。已一作新下同

新內無刺，已刺無內。

大勞無刺。已刺無勞。

大醉無刺。已刺無醉。

大飽無刺。已刺無飽。

大饑無刺。已刺無饑。

大渴無刺。已刺無渴。

大驚無刺。

無刺熇熇之熱。無刺漉漉之汗。無刺渾渾之脉。

身熱甚。陰陽皆爭者。勿刺也。其可刺者。急取之。

不汗則洩。所謂勿刺者。有死徵也。
無刺病與脉相逆者。上工刺未生。其次刺未盛。其次刺已衰。麤工逆此。謂之伐形。

辨可刺病形證治第二十六

太陽病。頭痛。至七日自當愈。其經竟故也。若欲作再經者。當鍼足陽明。使經不傳則愈。
太陽病。初服桂枝湯。而反煩不解者。當先刺風池風府。却再與桂枝湯則愈。

傷寒。腹滿而讝語。寸口脉浮而緊者。此爲肝乘脾。名曰縱。當刺期門。

傷寒。發熱。嗇嗇惡寒。其人大渴。欲飲酢漿者。其腹必滿而自汗出。小便利。其病欲解。此爲肝乘肺。名曰橫。當刺期門。

陽明病。下血而讝語。此爲熱入血室。但頭汗出者。刺期門。隨其實而瀉之。濈然汗出則愈。

婦人中風。發熱惡寒。經水適來。得之七八日。熱除。脉遲。身涼。胸脇下滿。如結胸狀。其人讝語。此爲熱入血室。當刺期門。隨其實而取之。平病云熱入血室。無犯胃氣及上二焦。與此相反。豈謂藥不謂鍼。

太陽與少陽併病。心下痞堅。頸項强而眩。當刺大椎第一間。肺俞肝俞。勿下之。

婦人傷寒。懷娠。腹滿不得大便。從腰以下重。如有水氣狀。懷娠七月。太陰當養不養。此心氣實。

當刺瀉勞宮。及關元。小便利則愈。

傷寒。喉痹。刺手少陰。少陰在腕當小指後動脉是也。鍼入三分補之。

少陰病。下利便膿血者。可刺。

辨不可水病形證治第二十七

發汗後。飲水多者。必喘。以水灌之。亦喘。

傷寒。吐下之。極虚復極汗出者。其人外氣怫鬱。復與之水。以發其汗。因得噦者。胃中寒冷故也。

脉浮而遲。表熱裏寒。下利清穀。胃中虚冷。其人不能食。飲水即噦。

下利。其脉浮大。此爲虚。以强下之故也。設脉浮革。因爾腸鳴。當温之。與水者噦。

陽明病。潮熱微堅。可與承氣湯。不堅勿與之。若不大便六七日。恐有燥屎。欲知之法。可與小承氣湯。若腹中轉矢氣者。此爲但頭堅後溏。不可攻之。攻之必腹滿不能食。欲飲水者即噦。

病在陽。當以汗解。而反以水潠之。若灌之。其熱刼不得去。須臾益煩。皮上粟起。意欲飲水。反不渴。服文蛤散。不差。與五苓散。寒實結胸。無熱證者。與三物小白散。

身熱皮粟。不解。欲引衣自覆。若以水灌之洗之。其熱被刼。益不得去。當汗而不汗。卽煩。假令汗出已。腹中痛。與芍藥三兩。如上法。

寸口脉浮大。醫反下之。此爲大逆。浮卽無血。大則爲寒。寒氣相搏。則爲腸鳴。醫乃不知。而反飲水。令汗大出。水得寒氣。冷必相搏。其人必䭇。寸口脉濡而弱。濡卽惡寒。弱則發熱。濡弱相搏。藏氣衰微。胸中苦煩。此非結熱。而反搏之。居水漬布。冷銚貼之。陽氣遂微。諸府無依。陰脉凝閉。結在心下。而不肯移。胃中虛冷。水穀不化。小便縱通。復不能多。微則可救。劇則寒在心下。當奈何。

辨可水病形證治第二十八

太陽病。發汗後。若大汗出。胃中乾燥。煩不能眠。其人欲飲水。當稍飲之。令胃中和則愈。

厥陰病。渴欲飲水者。與水飲之卽愈。

太陽病。寸口緩。關上小浮。尺中弱。其人發熱而汗出。復惡寒。欲嘔。但苦心下痞者。此爲下之故也。若不下。其人復不惡寒而渴者。爲轉屬陽明病。小便數者。大便必堅。不更衣十日無所苦也。

欲飲水者。與之。但當如法救之。宜五苓散。

寸口脉洪而大。數而滑。洪大則營氣長。滑數則胃氣實。營長則陽盛怫鬱不得出。胃實則堅難大便則乾燥。三焦閉塞。津液不通。醫發其汗。陽盛不周。復重下之。胃燥熱蓄。大便遂擯。小便不利。營衛相搏。心煩發熱。兩眼如火。鼻乾面赤。舌燥齒黄焦。故大渴。過經成壞病。鍼藥所不能制。與水灌枯槁。陽氣微散。身寒。溫衣覆汗出。表裏通利。其病卽除。形脉多不同。此愈非法治。但醫所當愼。妄犯傷營衛。

霍亂而頭痛。發熱。身體疼痛。熱多。欲飲水。屬五苓散證。

嘔吐。而病在膈上。後必思水者。急與豬苓湯飲之。水亦得也。

論熱病陰陽交併生死證二十九

問曰溫病汗出。輒復熱。而脉躁疾。不爲汗衰。狂言不能食。病名爲何。對曰、病名陰陽交。交者死。人所以汗出者。生于穀。穀生于精。今邪氣交爭於骨肉之間。而得汗者。是邪却而精勝也。精勝則當能食。而不復熱。熱者邪氣也。汗者精氣也。今汗出而輒復熱者。邪勝也。不能食者精無俾也。汗出而熱留者。壽可立而傾也。夫汗出而脉尚躁盛者死。今脉不與汗相應。此不能勝其病也。狂言者是失志。失志者死。此有三死。不見一生。雖愈必死。

熱病已得汗。而脉尚躁盛。此陰脉之極也。死。其得汗而脉靜者生。

熱病脉尚躁盛。而不得汗者。此陽脉之極也。死。脉躁盛得汗者生。

熱病已得汗。而脉尚躁喘。且復熱。勿膚刺。喘甚者死。熱病陰陽交者死。

熱病陽進陰退。頭獨汗出死。陰進陽退。腰以下至足汗出。亦死。陰陽俱進。汗出已。熱如故。亦死。陰陽俱退。汗出已。寒慄不止。鼻口氣冷。亦死。

熱病。所謂并陰者。熱病已得汗。因得泄。是謂并陰。故治。一作活

熱病。所謂并陽者。熱病已得汗。脉尚躁盛。大熱汗出。雖不汗出。若衄。是謂并陽。故治。

金匱玉函經卷第六　終

金匱玉函經卷第七

方藥炮製

凡野葛不入湯。入湯則殺人。不謂今葛根也。凡半夏不㕮咀。以湯洗十數度。令水清滑盡。洗不熟有毒也。茱萸椒之類。不㕮咀。生薑一觔。出汁三合半。生薑皆薄切之。乃擣絞取汁。湯成乃熟煮。如升數。無生者。用乾者一兩當二兩。附子大黃之類。皆破解。不㕮咀。或炮或生。皆去黑皮。刀刲取裏白者。故曰中白。用木芍藥刮去皮。大棗擘去核。厚朴卽斜削如脯法。桂削去皮。用裏黑潤有味者爲佳。細辛斬折之。麻黃亦折之。皆先煮數沸。生則令人煩。汗出不可止。折節益佳。用桃核杏核。皆須泡去皮乃熬。勿取兩人者。作湯不熬。巴豆去皮心。復熬變色。瞿麥小草斬折不㕮咀。石葦手撲速。吹去毛盡。曝令燥。復撲之。不盡令人淋。藜蘆去頭毛。葶藶皆熬黃黑色。巴豆桃仁杏仁。皆不可從藥。別擣令如膏。乃稍納藥末中。更下麤羅。凡㕮咀藥。欲如大豆。麤則藥力不盡。凡煎藥皆去沫。沫濁難飲。令人煩。膠乃成下。去滓。乃納之。飴亦然。凡圓藥膠炙之乃可擣。用膠炙令盡沸。凡擣圓藥。欲各異擣。藥有難易擣耳。凡煮藥用遲火。火駛藥力不出盡。當以布絞之。綿不盡汁也。凡篩藥欲細篩。篩訖更合治之。和調蜜圓者。益杵數爲佳。凡散石藥。以藥計分之。下絹篩佳。散藥麤篩佳。凡作膏欲生。熟則力少。

桂枝湯方第一

桂枝三兩　芍藥三兩　甘草二兩炙　生薑三兩切　大棗十二枚劈

右五味。㕮咀三物。水七升。微火煮取三升。去滓。温服一升。須臾飲熱粥一升餘。以助藥力。温覆令汗出。一時許益佳。若不汗。再服如前。

又不汗後服當小促其間。令半日許。三服盡。病重者。一日一夜服。晬時觀之。服一劑盡。病證猶在。當復作服。若汗不出者。服之二三劑。乃解。

桂枝麻黄各半湯方第二

桂枝一兩十六銖　芍藥　生薑

甘草炙　麻黄各一兩　大棗四枚

杏仁二十四枚

右七味。㕮咀。以水五升。先煮麻黄一二沸。去上沫。內諸藥。煮取一升八合。去滓。温服六合。本方二湯各三合。併爲六合。頓服。今裁爲一方。

桂枝二麻黄一湯方第三

桂枝一兩十七銖　芍藥一兩六銖　麻黄十六銖

生薑一兩六銖　杏仁十六枚　甘草一兩二銖

大棗五枚

右七味。以水五升。先煮麻黄一二沸。去上沫。内諸藥煮。取二升。去滓。温服一升。本方桂枝湯二分。麻黄湯一分。合爲二升。分再服。今合爲一方。

桂枝二越婢一湯方第四

桂枝　芍藥　甘草

麻黄各十八銖　生薑一兩三銖　大棗四枚

石膏二十四銖

右七味。㕮咀。以水五升。先煑麻黄一二沸。去上沫。内諸藥煮。取二升。去滓。温服一升。本方當裁爲越脾湯桂枝湯合之飲一升。今合爲一方。桂枝湯二分。越脾湯一分。

桂枝加桂湯方第五

桂枝五兩　芍藥三兩　甘草二兩炙

生薑二兩　大棗十二枚

右五味。以水七升。煮取三升。去滓。温服一升。

本方桂枝湯。今加桂。

桂枝加附子湯方第六

桂枝 芍藥各三兩 甘草二兩炙

生薑三兩 大棗十二枚 附子一枚炮去皮破八片

右六味。㕮咀三物。以水七升。煮取三升。去滓。

温服一升。本方桂枝湯。今加附子。

桂枝去芍藥湯方第七

桂枝三兩 甘草二兩炙 生薑三兩

大棗十二枚

右四味。㕮咀。以水七升。煮取三升。去渣。温服一升。本方桂枝湯。今去芍藥。

桂枝去芍藥加附子湯方第八

桂枝三兩　甘草二兩炙　生薑三兩

大棗十二枚　附子一枚炮

右五味。㕮咀。以水七升。煮取三升。去滓。温服一升。本方桂枝湯。今去芍藥加附子。

桂枝去桂加茯苓白术湯方第九

芍藥三兩　甘草二兩炙　生薑三兩

大棗十二枚　茯苓　白术各三兩

右六味。㕮咀。以水七升。煮取三升。去滓。温服一升。小便利卽愈。本方桂枝湯。今去桂加茯苓术。

桂枝去芍藥加蜀漆龍骨牡蠣救逆湯方第十

桂枝三兩　甘草二兩炙　生薑三兩

蜀漆三兩洗去腥　大棗十二枚　牡蠣五兩熬

龍骨四兩

右七味。㕮咀。以水八升。先煮蜀漆。減二升。納諸藥。取三升。去滓。温服一升。本方桂枝湯。今去芍藥。加蜀漆龍骨牡蠣。一法以水一斗二升。煮取五升。

桂枝加芍藥生薑人參湯方第十一

桂枝三兩　芍藥　生薑各四兩

甘草二兩炙　人參三兩　大棗十二枚

右六味。㕮咀四味。以水一斗一升煑。取三升。去滓。温服一升。本方桂枝湯今加芍藥生姜人參。

桂枝倍加芍藥湯方第十二

桂枝三兩　芍藥六兩　生薑三兩

甘草二兩炙　大棗十二枚

右五味。㕮咀。以水七升煑。取三升。去滓。温服一升。本方桂枝湯。今加用芍藥。

桂枝加大黄湯方第十三

桂枝三兩　芍藥六兩　生薑三兩　甘草二兩炙　大棗十二枚　大黄三兩

右六味。㕮咀，以水七升煮。取三升。去滓。温服一升。

桂枝人參湯方第十四

桂枝　甘草炙各四兩　人參

白术　乾薑各三兩

右五味。以水九升煮。四味。取五升。去滓。内桂更煮。取三升。去滓。温服一升。日再。夜一服。

桂枝甘草龍骨牡蠣湯方第十五

桂枝一兩　甘草　龍骨

牡蠣熬各三兩

右為末。以水五升煮。取二升。去滓。温服八合。日三服。

桂枝甘草湯方第十六

桂枝四兩　甘草二兩炙

右二味。以水三升煮。取一升。去滓頓服。

桂枝加葛根湯方第十七

桂枝三兩　芍藥二兩　甘草二兩炙

生薑三兩　大棗十二枚　葛根四兩

右六味。以水九升。先煮。葛根。減二升。去上沫。內諸藥煮。取三升。去滓。溫服一升。覆取微似汗。不須啜粥。餘如桂枝法。

葛根湯方第十八

葛根四兩　麻黃　生薑各三兩

桂枝　芍藥　甘草各二兩

大棗十二枚

右七味。㕮咀。以水一斗。先煮麻黃葛根。減二升。去上沫。內諸藥煮。取一升。去滓。溫服一升。取汗。不須啜粥。

葛根加半夏湯方第十九

葛根四兩　麻黄　生薑

桂枝　芍藥　甘草各二兩

大棗十二枚　半夏半升洗

右八味。以水一斗。先煮葛根麻黄。減二升。去上沫。内諸藥煮。取三升。去滓。温服一升。取汗。

葛根黄芩黄連湯方第二十

葛根半斤　甘草二兩炙　黄芩

黃連各三兩

右四味。㕮咀。以水八升。先煮葛根。減二升。內諸藥煮取二升。去滓。溫分服。

麻黃湯方第二十一

麻黃三兩　桂枝二兩　甘草一兩炙　杏仁七十枚

右四味。㕮咀。以水九升。先煮麻黃減二升。去上沫。內諸藥煮。取二升半。去滓。溫服八合。溫覆出汗。不須啜粥。餘如桂枝法。

麻黄杏子甘草石膏湯方第二十二

麻黄四兩　杏子五十枚　石膏半斤碎綿裹

甘草一兩炙

右四味。以水七升。先煮麻黄減二升。去上沫。内諸藥煮。取二升。去滓。温服一升。

麻黄附子甘草湯方第二十三

麻黄二兩　附子一枚炮去皮破八片

甘草二兩炙

右三味。以水七升。先煮麻黃一二沸。去上沫。內諸藥煮。取二升半。去滓。溫服八合。

麻黃附子細辛湯方第二十四

麻黃二兩

附子一枚去皮破作八片炮

細辛二兩

右三味。以水一斗。先煮麻黃減二升。去上沫。內諸藥煮。取三升。去滓。溫服一升。

麻黄連軺赤小豆湯方第二十五

麻黄　連軺　生薑各二兩

赤小豆一升　杏仁三十枚去皮尖　甘草一兩炙

大棗十二枚　生梓白皮一升

右八味。以潦水一斗。先煮麻黄一二沸。去上沫。内諸藥煮。取三升。去滓。温服一升。

麻黄升麻湯方第二十六

麻黄二兩半　升麻　當歸各一兩六銖

黄芩　萎蕤　知母各十八銖

石膏碎綿裹　甘草炙　桂枝

芍藥　乾薑　白术

茯苓　麥門冬去心各六銖

右十四味。㕮咀。以水一斗。先煮麻黄一二沸。去上沫。内諸藥煮。取三升。去滓。分温三服。一飯間。當出汗愈。

大青龍湯方第二十七

麻黃六兩　桂枝二兩　甘草二兩炙

石膏雞子大碎綿裹　杏仁四十枚　生薑三兩

大棗十二枚

右七味，以水九升，先煮麻黃減二升，去上沫，內諸藥煮，取三升，去滓，溫服一升，覆令汗出。多者溫粉撲之。一服汗者，停後服，若復服，汗多亡陽，遂虛，惡風煩躁，不得眠。

小青龍湯方第二十八

麻黃　芍藥　細辛

桂枝　乾薑　甘草

五味子碎　半夏各半升

右八味。以水一斗。先煮麻黃減二升。去上沫。內諸藥煮。取三升。去滓。温服一升。渴者去半夏加栝樓根三兩。微利去麻黃加蕘花如雞子。熬令赤色。噎者去麻黃加附子一枚炮。小便不利。少腹滿者去麻黃加茯苓四兩。喘者去麻黃加杏仁半升。蕘花不治利。麻黃定喘。今反之者。疑非仲景意。

小建中湯方第二十九

桂枝　甘草炙　生薑各三兩

芍藥六兩　大棗十二枚　膠飴一升

右六味。以水七升煮。取三升。去滓。內膠飴。更上火消解。溫服一升。嘔家不可服。以甘故也。

小柴胡湯方第三十

柴胡半觔　黄芩　人參

甘草　生薑各三兩　半夏半升

大棗十二枚

右七味。㕮咀。以水一斗二升煮。取六升。去滓。再煮取三升。温服一升。日三。若胸中煩。不嘔者。去半夏人參加栝蔞實一枚。若渴者。去半夏加人參。合前成四兩半。栝蔞根四兩。若腹中痛者。去黄芩加芍藥三兩。若脅下痞堅者。去大棗加牡蠣四兩。若心下悸。小便不利者。去黄芩加茯苓四兩。若不渴。外有微熱者。去人參加桂三兩。温覆微發其汗。若欬者。去人參大棗生薑。加五味子半升。乾薑二兩。

柴胡桂枝乾薑湯方第三十一

柴胡半觔　桂枝三兩　乾薑二兩

甘草二兩炙　牡蠣二兩熬　栝蔞根四兩

黄芩三兩

右七味。以水一斗二升煮。取六升。去滓。再煎取三升。温服一升。初服微煩。復服汗出愈。

柴胡桂枝湯方第三十二

柴胡四兩　黄芩　人參各一兩半

半夏二合半　甘草一兩炙　桂枝

芍藥　生薑各一兩半　大棗六枚

右九味。以水七升煮。取三升。去滓。温服一升。

柴胡加龍骨牡蠣湯方第三十三

柴胡四兩　黄芩　生薑

龍骨　人參　桂枝

牡蠣熬　黄丹　茯苓各一兩半

半夏二合半　大棗六枚　大黄二兩

右十二味。以水八升煮。取四升。内大黄更煮。取二升。去滓。温服一升。本方柴胡湯内加龍骨牡蠣黄丹桂茯苓大黄也。今分作半劑。

大柴胡湯方第三十四

柴胡半觔　黄芩三兩　芍藥三兩

半夏半升　生薑三兩　枳實四枚炙

大棗十二枚　大黄二兩

右八味。以水一斗二升煮。取六升。去滓。再煎取三升。温服一升。一方無大黄。然不加不得名大柴胡湯也。

柴胡加芒硝湯方第三十五

柴胡二兩十六銖　黄芩一兩　人參一兩
甘草炙一兩　生薑一兩　半夏五枚
大棗四枚　芒硝二兩
右七味。以水四升煮。取二升。去滓。分二服。以解爲差。不解更作服。

柴胡加大黄芒硝桑螵蛸湯方第三十六

柴胡二兩　黄芩　人參
甘草炙　生薑各十八銖　半夏五枚

大棗四枚 芒硝三合 大黄四兩

桑螵蛸五枚

右前七味。以水四升煮。取二升。去滓。下芒硝

大黄桑螵蛸煮。取一升半。去滓。温服五合。微

下即愈。本方柴胡湯。再服以解其外。餘一服

加芒硝大黄桑螵蛸。

茯苓桂枝甘草大棗湯方第三十七

茯苓半觔 桂枝四兩 甘草二兩炙

大棗十五枚

右四味。以甘瀾水一斗。先煮茯苓減二升。內諸藥煮。取三升。去滓。温服一升。日三。

茯苓桂枝白术甘草湯方第三十八

茯苓四兩　桂枝　白术各三兩

甘草二兩

右四味。以水六升煮。取三升。分温三服。小便即利。

茯苓甘草湯方第三十九

茯苓三兩　甘草一兩炙　桂枝二兩

生薑三兩

右四味。以水四升煮。取二升。去滓。分溫三服。

五苓散方第四十

豬苓十八銖　澤瀉一兩六銖　茯苓十八銖

桂半兩　白术十八銖

右五味。爲末。以白飲和服方寸匕。日三服。多飲煖水。汗出愈。

甘草乾薑湯方第四十一

甘草二兩炙　乾薑二兩

右二味。㕮咀。以水三升煮。取一升五合。去滓。分温再服。

芍藥甘草湯方第四十二

芍藥四兩　甘草四兩炙

右二味。㕮咀。以水三升煮。取一升五合。去滓。

分温再服。

炙甘草湯方第四十三

甘草四兩炙　生薑三兩　人參二兩

生地黄一觔　桂枝三兩　阿膠

麥門冬半升去心　麻子仁半升　大棗三十枚

右九味。酒七升。水八升。煮。取三升。去滓。内膠

烊盡。温服一升。日三服。

甘草湯方第四十四

甘草二兩

右一味。以水三升煮。取一升半。去滓。温服七合。日二服。

厚朴生薑半夏甘草人參湯方第四十五

厚朴　生薑　半夏各半斤

甘草二兩　人參一兩

右五味。㕮咀。以水一斗煮。取三升。去滓。温服一升。日三服。

梔子豉湯方第四十六

梔子十四枚擘　香豉四合綿褁

右二味。以水四升。先煮梔子得二升半。內豉煮。取一升半。去滓。分二服。温進一服。得快吐。止後服。

梔子甘草豉湯方第四十七

梔子十四枚擘　甘草二兩　香豉四合綿褁

右三味。以水四升。先煮梔子甘草得二升半。

內豉煮取一升半。去滓。分爲二服。温進一服。得快吐。止後服。

梔子生薑豉湯方第四十八

梔子十四枚擘　生薑五兩　香豉四合綿裹

右三味。以水四升。先煮梔子生薑得二升半。內豉煮。取一升半。去滓。分爲二服。温進一服。得快吐。止後服。

梔子厚朴湯方第四十九

梔子十四枚擘　厚朴四兩　枳實四枚去穰炒

右三味。以水三升煮。取一升半。去滓。分爲二服。溫進一服。得吐。止後服。

梔子乾薑湯方第五十

梔子十四枚擘　乾薑二兩

右二味。以水三升煮。取一升。去滓。分爲三服。溫進一服。得快吐。止後服。

梔子黃蘗湯方第五十一

梔子十四枚擘　黃蘗二兩十六銖　甘草一兩炙

右三味。㕮咀。以水四升煮。取一升半。去滓。分溫再服。

金匱玉函經卷第七終

金匱玉函經卷第八

小陷胸湯方第五十二

栝樓實一枚　黄連二兩　半夏半升

右三味。以水六升。先煮栝樓取三升。去滓。内諸藥煮。取二升。去滓。分温三服。

大陷胸湯方第五十三

大黄六兩，去皮　芒硝一升　甘遂一錢

右三味。以水六升。先煮大黄取二升。去滓。内芒硝煮一兩沸。內甘遂末。溫服一升。得快利。止後服。

大陷胸圓方第五十四

大黃半斤　葶藶　芒硝　杏仁各半升

右四味。搗和取如彈圓一枚。甘遂末一錢匕。白蜜一兩。水二升煮。取一升。頓服。一宿乃下。

又大陷胸湯方第五十五

桂枝四兩　甘遂四兩　大棗十二枚

栝樓實一枚去皮　人參四兩

右五味。以水七升煮。取三升。去滓。溫服一升。

胸中無堅。勿服之。

文蛤散方第五十六

文蛤五兩

右一味。爲散。沸湯和服。一方寸匕。

白散方第五十七

桔梗　貝母各十八銖　芭豆六銖去皮心熬黑

右三味爲散。白飲和服。強人半錢。羸人減之。病在膈上必吐。在膈下必利。不利進熱粥一杯。利過不止。進冷粥一盃。

大黃瀉心湯方第五十八

大黃二兩　黃連一兩

右二味㕮咀。以麻沸湯二升漬之。須臾絞去滓。分温再服。

附子瀉心湯方第五十九

大黃二兩　黃連　黃芩各一兩

附子一枚炮去皮破別煮取汁

右四味㕮咀。三味以麻沸湯二升漬之。須臾絞去滓。內附子汁。分溫再服。

半夏瀉心湯方第六十

半夏半升　黃芩　乾薑

甘草炙　人參各三兩　黃連一兩

大棗十六枚

右七味，以水一斗，煮，取六升，去滓再煮，取三升，溫服一升，日三服。

甘草瀉心湯方第六十一

甘草四兩 黃芩三兩 乾薑三兩 半夏半升 黃連一兩 大棗十二枚

右六味，以水一斗，煮，取六升，去滓再煎，取三升，溫服一升，日三服。

生薑瀉心湯方第六十二

生薑四兩　人參　甘草

黃芩各三兩　半夏半升　乾薑

黃連各一兩　大棗十二枚

右八味。以水一斗煮。取六升。去滓再煎。取三升。温服一升。日三服。

禹餘糧圓方

闕

赤石脂禹餘糧湯方第六十三

赤石脂一斤碎　禹餘糧一斤碎

右二味。以水六升煮二升。去滓。分溫三服。

旋覆代赭石湯第六十四

旋覆花三兩　代赭石一兩　人參二兩

大棗十二枚　生薑五兩　半夏半升

甘草二兩

右七味。以水一斗煮。取六升。去滓再煎。取三升。温服一升。日三服。

瓜蒂散方第六十五

瓜蒂熬黄 赤小豆各六銖

右二味。各别擣篩爲散。合治之。取一錢匕。以香豉一合。用熱湯七合煮。作稀糜。去滓取汁和散。温頓服之。不吐者少少加。得快吐乃止。

諸亡血虚家。不可與瓜蒂散。

白虎湯方第六十六

石膏一觔碎　知母六兩　甘草二兩

粳米六合

右四味。以水一斗煮。米熟湯成。去滓。温服一升。日三服。

白虎加人參湯方第六十七

人參三兩　石膏一觔　知母六兩

甘草二兩　粳米六合

右五味。以水一斗煮。米熟湯成。去滓。温服一升。日三服。

桂枝附子湯方第六十八

桂枝四兩　附子三枚炮　甘草二兩炙

大棗十五枚　生薑三兩

右五味。以水六升煮。取二升。去滓。分温三服。

术附湯方第六十九

白术四兩　附子三枚炮　甘草三兩炙

生薑二兩　大棗十五枚

右五味。以水六升煮。取二升。去滓。分溫三服。一服覺身痺半日許。再服如冒狀。勿怪也。卽是附子與朮。並走皮中逐水氣。未得除。故使之耳。法當加桂四兩。其人大便堅。小便自利。故不加桂也。

甘草附子湯方第七十

甘草三兩炙　附子二枚炮　白朮三兩

桂枝四兩

右四味。以水六升煮。取三升。去滓。溫服一升。日三服。汗出卽解。能食。汗止復煩者。服五合。恐一升多者。宜服六七合爲始。

芍藥甘草附子湯方第七十一

芍藥　甘草各一兩　附子一枚炮

右三味㕮咀。以水三升煮。取一升三合。去滓。分溫三服。

乾薑附子湯方第七十二

乾薑一兩　附子一枚

右二味。以水三升煮一升。頓服之。

十棗湯方第七十三

芫花熬　甘遂　大戟

右三味。等分爲散。以水一升半。先煮棗十枚。取八合。去滓。內藥末。强人一錢。羸人半錢。若下少病不除。明日加半錢。

附子湯方第七十四

附子二枚炮　茯苓三兩　人參二兩

白朮四兩　芍藥三兩

右五味。㕮咀。以水八升煮。取三升。去滓。溫服一升。日三服。

大承氣湯方第七十五

大黃四兩酒洗　厚朴半觔炙去皮　枳實五枚炙

芒硝三合

右四味。以水一斗先煮二味。取五升。去滓。內大黃煮。取二升。去滓。內芒硝更上微火一兩沸。分温再服。得下。餘勿服。

小承氣湯方第七十六

大黃 四兩 厚朴 二兩炙去皮 枳實 三枚大者炙

右三昧。以水四升煮。取一升二合。去滓。分温三服。初服當更衣。不爾盡飲之。若更衣。勿復服。

調胃承氣湯方第七十七

大黃四兩清酒浸　甘草二兩炙　芒硝半升

右三味㕮咀。以水三升煮。取一升。去滓。內芒硝更上火。微煮令沸。少少溫服。

桃仁承氣湯方第七十八

桃仁五十枚去皮尖　大黃四兩　桂枝二兩

甘草二兩炙　芒硝二兩

右五味。以水七升。先煮四味。取二升半。去滓。內硝更煮微沸。溫服五合。日三服。微利。

猪苓湯方第七十九

猪苓　茯苓　阿膠

澤瀉　滑石碎各一兩

右五味。以水四升。先煮四味。取二升。去滓。內膠消盡。溫服七合。日三服。

蜜煎導方第八十

蜜七合

右一味內銅器中。微火煎如飴。勿令焦。俟可丸。捻作挺如指許長二寸。當熱作。令頭鋭。內穀道中。以手急抱。欲大便時。乃去之。

又大豬膽一枚。瀉汁。和醋少許。以灌穀道中。如一食頃。當大便出。宿食惡物。

麻子仁圓方第八十一

麻子仁二升　芍藥半觔　大黃一觔

厚朴一觔炙　枳實半觔炙　杏仁一觔

右六味爲末。煉蜜爲圓桐子大。飲服十圓。日三服。漸加。以和爲度。

抵當圓方第八十二

水蛭二十箇熬　䖟蟲二十五箇　桃仁三十箇去皮尖

大黄三兩

右四味杵分爲四圓。以水一升煮一圓。取七合服之。晬時當下血。若不下。更服。

抵當湯方第八十三

水蛭三十箇熬　䖟蟲三十箇熬去翅足

桃仁二十箇去皮尖 大黃三兩酒浸

右四味爲末。以水五升煮。取三升。去滓。溫服一升。不下再服。

茵蔯蒿湯第八十四

茵蔯蒿六兩 梔子十四枚擘 大黃二兩去皮

右三味以水一斗。先煮茵蔯減六升。內二味煮。取三升。去滓。分溫三服。小便當利。尿如皂角汁狀。色正赤。一宿腹減。黃從小便去也。

黄連阿膠湯方第八十五

黄連四兩　黄芩一兩　芍藥二兩

雞子黄二枚　阿膠三兩

右五味，以水五升，先煮三物，取二升，去滓，内膠烊盡，小冷，内雞子黄，攪令相得，温服七合，日三服。

黄連湯方第八十六

黄連二兩　甘草炙一兩　乾薑一兩

桂枝二兩 人參二兩 半夏五合

大棗十二枚

右七味。以水一斗煮。取六升。去滓。分五服。日三服。夜二服。

桃花湯方第八十七

赤石脂一觔一半全用一半篩末 乾薑一兩

粳米一升

右三味。以水七升煮。米令熟。去滓。温服七合。

内赤石脂末方寸匕。日三服。若一服愈。餘勿服。

吴茱萸湯方第八十八

吴茱萸洗一升　人參三兩　生薑六兩　大棗十二枚

右四味。以水七升煮。取二升。去滓。温服七合。日三服。

豬膚湯方第八十九

豬膚一觔

右以水一斗煮。取五升。去滓。加白蜜一升。白粉五合熬。香和相得。溫分六服。

桔梗湯方第九十

桔梗一兩　甘草二兩

右二味。以水三升煮。取一升。去滓。分溫再服。

苦酒湯方第九十一

雞子一枚去黃內苦酒於殼中　半夏洗破如棗核大十四

枚內苦酒中

右以雞子殼。置刀鐶中。安火上。三沸去滓。細含嚥之。不差更作。

半夏散方第九十二

半夏　桂枝　甘草炙各等分

右三味。各别擣。篩合治之。白飲和服方寸匕。日三服。若不能散服。以水一升。煎七沸。內散一二方寸匕。更煎三沸。下火令小冷。少少嚥之。

白通湯方第九十三

蔥白四莖　乾薑一兩　附子一枚生用去皮破

右三味。以水三升煮。取一升。去滓。分溫再服。

白通加豬膽汁湯方第九十四

蔥白四莖　乾薑一兩　附子一枚生

人尿五合　豬膽汁一合

右以水三升。煮一升。去滓。內人尿膽汁。和相得。分温再服。無膽亦可。

眞武湯方第九十五

茯苓　芍藥　生薑各三兩

白朮二兩　附子一枚炮

右五味。以水八升煮。取三升。去滓。温服七合。日三服。若欬者。加五味子半升。細辛乾薑各一兩。若小便利者。去茯苓。若下利者。去芍藥加乾薑二兩。若嘔者。去附子加生薑。足前成半斛。

烏梅圓方第九十六

烏梅三百箇　細辛六兩　乾薑十兩

黃連一斤　當歸四兩　附子六兩炮

蜀椒四兩去子　桂枝六兩　人參六兩

黃蘗六兩

右十味。異擣篩。合治之。以苦酒漬烏梅一宿。

去核。蒸之五升米下。飯熟取擣成泥。和藥令相得。丙臼中。與蜜杵二千圓。如梧桐子大。先食飲服十圓。日三服。稍加至二十圓。禁生冷滑物食臭等。

乾薑黃芩黃連人參湯方第九十七

乾薑　黃芩　黃連　人參各三兩

右四味。以水六升煮。取二升。去滓。分温再服。

白頭翁湯方第九十八

白頭翁　黃連　黃蘗

秦皮各三兩

右四味。以水七升煮。取二升。去滓。溫服一升。不愈更服一升。

黃芩人參湯方九十九

黃芩　人參　桂枝

乾薑各二兩　半夏半升　大棗十二枚

右六味。以水七升煮。取二升。去滓。分溫再服。

黄芩湯方第一百

黄芩　芍藥二兩　甘草二兩炙　大棗十二枚

右四味。以水一斗煮。取三升。去滓。温服一升。日再服。夜一服。

黄芩加半夏生薑湯方第一百一

黄芩三兩　芍藥　甘草炙各二兩　大棗十二枚　半夏半升　生薑一兩半

右六味。以水一斗煮。取三升。去滓。温服一升。

日再服夜一服。

理中圓及湯方第一百二

人參　甘草炙　白朮

乾薑各三兩

右四味。搗篩爲末。蜜和圓如雞黄大。以沸湯數合。和一圓。研碎温服之。日三服。夜二服。腹中未熱。益至三四圓。然不及湯。湯法以四物依兩數切。用水八升煮。取三升。去滓。温服一升。日三服。

加减法

若臍上築者。腎氣動也。去术加桂四兩。

吐多者。去术加生薑三兩。下多者。還用术。

悸者。加茯苓二兩。

渴欲得水者加术。足前成四兩半。

腹中痛者加人參。足前成四兩半。

寒者加乾薑。足前成四兩半。

腹滿者去朮加附子一枚。

服湯後如食頃。飲熱粥一升許。微自溫。勿發揭衣被。

四逆散方第一百三

甘草炙　柴胡　芍藥

枳實炙各十分

右四味爲散。白飲服方寸匕。日三服。欬者加五味子乾薑各五分。幷主久痢。悸者加桂枝五分。小便不利者加茯苓五分。腹痛者加附子一枚炮。泄利下重者先以水五升煮薤白三升。取三升。去滓。以散三方寸匕。内湯中煮。取一升半。分温再服。

四逆湯方第一百四

甘草二兩炙　乾薑一兩半　附子一枚生去皮破

右三味。以水三升煮。取一升二合。去滓。分温再服。强人可大附子一枚。乾薑三兩。

通脉四逆湯方第一百五

乾薑三兩強人四兩　甘草二兩炙　附子大者一枚生用破

右三味。以水三升煮。取一升二合。去滓。分溫再服。其脉即出者愈。

面色赤者加葱九莖。　腹中痛者加芍藥二兩。

嘔者加生薑二兩。　咽痛者加桔梗二兩。

利止脉不出者加人參二兩。

人參四逆湯方第一百六

人參一兩　甘草二兩炙　乾薑一兩半

附子一枚生

右四味。以水三升煮。取一升二合。去滓。分温再服。

茯苓四逆湯方第一百七

茯苓四兩　甘草二兩炙　乾薑一兩半

附子一枚生　人參一兩

右五味㕮咀。以水五升煮。取一升二合。去滓。

分温再服。

通脉四逆加猪膽汁湯方一百八

乾薑三兩　甘草二兩炙　附子大者一枚生

猪膽汁四合

右三味。以水三升煮。取一升二合。去滓。内猪膽汁。分温再服。

當歸四逆湯方一百九

當歸　桂枝　芍藥各二兩

細辛一兩 大棗二十五枚 甘草炙

通草各二兩

右七味，㕮咀。以水八升，煮。取三升，去滓。温服一升。日三服。

當歸四逆加吳茱萸生薑湯方第一百十

當歸 桂枝 芍藥

細辛 甘草炙 通草各三兩

大棗二十五枚 吳茱萸二兩 生薑半觔

右九味㕮咀。以水四升。清酒四升煮。取三升。去滓。溫服一升。日三。

燒裩散方第一百十一

右取婦人中裩近隱處。剪燒灰。以水和服方寸匕。日三服。小便卽利。陰頭微腫則愈。婦人病。取男子裩當燒灰。

枳實梔子豉湯方第一百十二

枳實三枚炙　梔子十四枚擘　豉一升綿裹

右以清漿水七升。空煎減三升。内枳實梔子煮。取二升。内豉更煮五六沸。去滓。分温再服。取汗出。若有宿食。加大黄。如博棊子大五六枚。

牡蠣澤瀉散方第一百十三

牡蠣熬　澤瀉　栝蔞根

蜀漆洗去腥　葶藶熬　商陸根熬

海藻洗去鹹各等分

右七味。爲散。白飲和服方寸匕。小便利即止。

竹葉石膏湯方第一百十四

竹葉二把　石膏一觔　半夏半升

人參三兩　甘草二兩炙　粳米半升

麥門冬一升去心

右七味。以水一斗煮。取六升。去滓。內粳米煮。米熟湯成。去米。温服一升。日三服。

麥門冬湯方第一百十五

麥門冬七升　半夏一升　人參二兩

甘草二兩炙　粳米三合　大棗十二枚

右六味。以水一斗六升煮。取六升。溫服一升。

日三夜一服。

附遺

調氣飲　治赤白痢。小腹痛不可忍。下重。或面

青手足俱變者。用黃蠟三錢。阿膠三錢。同溶

化。入黃連末五錢。攪勻。分三次熱服。神妙。

猪肚黃連丸　治消渴飲水。用雄猪肚一枚。入黃連末五兩。栝樓根白粱米各四兩。知母三兩。麥門冬三兩。縫定蒸熟。擣丸如梧子大。每服三十丸。米飲下。

青木香丸　主陽衰諸不足。用崑崙青木香六路訶子皮各二十兩。擣篩。糖和丸。梧子大。每空腹酒下三十丸。日再。其效尤速。

治五噎吐逆。心膈氣滯。煩悶不下。用蘆根五兩。

剉，以水三大盞，煮取二盞，去渣，溫服。

治小兒羸瘦，用甘草三兩，炙焦爲末，蜜丸綠豆大，每溫水下五丸，日二服。

治小兒撮口發噤，用生甘草二錢半，水一盞，煎六分，溫服，令吐痰涎，後以乳汁點兒口中。

治小兒中蠱欲死者，用甘草五錢，水二盞，煎五分服，當吐出。

金匱玉函經卷第八　終